Hypermobil – eine Autobiografie

Impressum

© 2017 Elke Hullemann-Kilb

Umschlaggestaltung: Neopubli GmbH

Lektorat, Korrektorat: Kevy Erlach

Verlag: Neopubli GmbH, Berlin

Druck: epubli – ein Service der neopubli GmbH, Berlin

Zur Autorin

Elke Hullemann-Kilb, Jahrgang 1966, ist seit ihrer Kindheit extrem beweglich. Diese Überbeweglichkeit, die sie in jungen Jahren zu einer erfolgreichen Turnerin machte, entwickelte sich, nicht erkannt, seit dem Ende ihrer aktiven Zeit zu einem chronischen Schmerzsyndrom.

Sie möchte ihre Erfahrungen weitergeben in der Hoffnung, anderen Menschen helfen zu können und allgemein für die Thematik zu sensibilisieren.

Inhalt

Vorwort

Ich habe lange überlegt, in welcher Form ich mein Buch schreiben möchte und einiges ausprobiert – aber immer hat es sich für mich entweder oberlehrerhaft, weinerlich oder wütend angehört. Bis mir die Idee mit der Freundin-Erzählerin und dem Dialog kam!

Das hat mir gefallen, weil durch die genauen Fragen vieles deutlicher herauskommt, als wenn es nur erzählt wird.

Jahrelang habe ich mich mit meinen ganzen, unerklärlichen Schmerzen, Blockierungen und Einschränkungen ziemlich alleine gefühlt und da hätte es mir schon geholfen, zu wissen, dass andere Menschen dieselben Probleme haben – selbst wenn sich dadurch an meiner konkreten Situation nichts geändert hätte.

Dann noch die Zusammenhänge erklärt zu bekommen, um endlich verstehen zu können: Ein Traum!

Und zusätzlich ganz konkrete, praktische Tipps und Erfahrungen, die ich für mich selbst ausprobieren kann: Der Wahnsinn!!!

Voilà!

Das Buch, das ich gebraucht hätte, habe ich dann eben selbst geschrieben! Fertig!

Vom Kind, das sich viel bewegte, zur Frau mit chronischen Schmerzen – Geschichte einer unerkannten Hypermobilität

Ein bisschen anders war sie ja schon immer, meine Freundin Helen:

Sie konnte sich unglaublich gut verbiegen **und** musste sofort nach einer Mahlzeit ganz dringend auf Toilette.

Das waren ihre Markenzeichen.

Natürlich konnte sie Spagat, Handstand und Brücke und turnte überall.

Sitzend trafen wir sie so gut wie nie an; wenn doch einmal, dann im Schneidersitz.

Turnen allein reichte ihr nicht, sie machte noch Trampolinspringen, Voltigieren und Leichtathletik – mindestens.

Bewegung zieht sich wie ein roter Faden durch ihr Leben.

Schulabschluss, Ausbildung, Berufstätigkeit, zwei Kinder, Teilzeitarbeit und zu jeder Zeit turnerisch aktiv – bis 2004.

Und da beginnt die Geschichte:

Helen:

Es passierte eines Nachts im November 2004: Ich wurde wach, streckte mich und dabei gab es eine Blockade ungefähr auf der Höhe meines rechten Schulterblattes; binnen Sekunden war von dort bis hoch zum Kopf alles schief und ich hatte wahnsinnige Schmerzen. Ich erinnere mich, dass ich auch am nächsten Tag kaum in der Lage war, mich zu bewegen und jede kleinste Erschütterung bei der Autofahrt unerträglich war. Vom Orthopäden bekam ich eine Spritze und es wurde manuell versucht, die Blockade zu lösen. In den beiden darauffolgenden Nächten passierte es wieder, aber diesmal durch einfaches Verrutschen im Schlaf. Tagsüber war ich wie gerädert, hatte neben den „Blockierungsschmerzen" noch sehr starke Kopfschmerzen und fühlte mich total „schief"; manchmal war da auch das Gefühl, Watte in den Ohren zu haben. So blieb es einige Wochen; im Laufe der Zeit wich der akute, spitze, einem eher dumpfen Schmerz – ich bewegte mich nur noch sehr vorsichtig und versuchte keine falsche Bewegung zu machen. Nachts fühlte ich mich besonders ausgeliefert, weil praktisch jede kleinste Bewegung oder Haltungsänderung zur Blockade führen konnte. Ich hatte große Angst, einen Fehler zu machen. Wegen meiner kribbeligen Beine hätte ich eigentlich joggen müssen, aber die Erschütterung beim Laufen war einfach zu stark.

Über zweieinhalb Jahre lang hatte sie ständig Blockierungen, die dann entweder vom Orthopäden, vom Chiropraktiker oder vom Masseur mobilisiert wurden.

Es konnte jederzeit passieren: Im Schlaf, bei einer Umarmung, auf der Arbeit, beim Training im Fitnessstudio, welches ihr von ärztlicher Seite empfohlen worden war.

Helen:

Nach einem Zahnarztbesuch hatte ich grippeartige Symptome wie starke Kopfschmerzen, Abgeschlagenheit, verstopfte Stirn- und Nebenhöhlen und blieb zwei Tage mehr oder weniger im Bett, aber es änderte sich nichts. Da ich durch das Liegen wiederum starke Verspannungen bekommen hatte, ging ich zur Massage, wo sich herausstellte, dass zwei Halswirbel blockiert waren und zwar seit meinem Zahnarztbesuch mit der längeren Überstreckung des Halses während der Behandlung

Krankengymnastik, Akupunktur, Tens, tägliches Üben zu Hause und die Abstände zwischen den Blockierungen wurden trotzdem immer kürzer. Irgendwann war es für sie kaum noch auszuhalten, sie traute sich nichts mehr zu, hatte Angst schlafen zu gehen und war vollkommen erschöpft. Niemand hatte ihr dauerhaft helfen können, obwohl (oder sollte ich besser sagen, weil?) sie alle Ratschläge gewissenhaft befolgt hatte; im Gegenteil, durch Chiropraktik und Massage war der Körper immer instabiler geworden.

Und anscheinend gab es keine Erklärung dafür. So sah sie denn im Schreiben eine Möglichkeit, den Kopf ein bisschen klarer zu bekommen, wenigstens zu notieren, **was** ihr geschah, wenn schon niemand verstand, **warum** es so war.

Sie begann, regelmäßig Tagebuch zu führen (hier ein Auszug, gut zwei Jahre nach dem Beginn der Beschwerden):

Ende Februar 2007: Wieder diese speziellen, stechenden Kopfschmerzen rechts nach Schlaf sowie Schmerzen im ISG (Iliosakralgelenk) rechts, zur Massage, einiges schief im Halswirbel- und Schulterbereich rechts

Freitag, 8.3.07: Schief, Chiropraktik, Beckenschiefstellung eingerenkt

Samstag, 10.3.- Montag, 12.3.07: Stechende Kopfschmerzen rechts, in der Nacht zu Montag kaum geschlafen, da keine Schlafposition erträglich – morgens wurden die Schmerzen noch schlimmer, Atmen nur noch stoßartig, später am Vormittag Kribbel- und Taubheitsgefühl in Armen und Beinen, fast bewegungsunfähig, Angstzustände, zum Arzt (Chiropraktiker), eingerenkt von Schulter abwärts rechts, Hals nicht, Spritze bekommen

(Vermutlich war dies der Bandscheibenvorfall, der später bei anderen Untersuchungen sichtbar wurde).

Freitag, 16.3.07: Nicht zu ertragen ohne Massage, dabei Halswirbel wieder ok, in der Nacht Probleme, Schlafposition zu finden, morgens schon wieder stechende Kopfschmerzen, keine Ahnung, ob von Muskelverspannung oder Halswirbel, tagsüber Wärmkissen

Donnerstag, 22.3.07: Starke Rückenschmerzen, Chiropraktik, Becken gerade gemacht

Freitag, 23.3.07: Warum hält es immer nur so kurz? Massage mit Einrenken, erneut Becken gerade gemacht, abends Kino, danach brutale Muskelverspannungen und nachts tierische Kopfschmerzen, kaum Schlaf, morgens immer noch so stark, dazu Übelkeit und Erbrechen

Samstag, 24.3.07: Nach Einnahme von Schmerztabletten ließ Kopfschmerz etwas nach, dann gute Stunde lockeres Laufen, Gymnastik, Dehnung (extrem vorsichtig)

Montag, 26.3.07: Nacken- und Schulterschmerzen, mittlere bis starke Kopfschmerzen, beim Schlafen Linderung durch Kopfüberstreckung (ist das jetzt falsch?) Immer unruhiger, unterbrochener Schlaf, längere Wachphasen aufgrund von Verspannungen im Schulter- und Nackenbereich, Kopfschmerz, am liebsten immer mit Körperspannung liegend, tagsüber müde und erschöpft

Mittwoch, 4.4.07: Morgens Termin Chiropraktik, also vorher kein Bewegungsprogramm möglich, eine Stunde Wartezeit, Hals- und Schultermuskulatur total verspannt, laut Arzt einige Halswirbel blockiert, mobilisiert, bei Massage am Nachmittag wieder woanders schief, ca. eine Stunde später starke Kopfschmerzen, Tablette, kein

Schlaf, Tablette, am nächsten Morgen terminbetteln beim Masseur, es ist nicht auszuhalten, zwei Halswirbel schief, eingerenkt, Nacht ok

Freitag, 6.4.07: Gegen Abend Verspannungen nach langem Sitzen, Kopfdehnung, dann Knacks und sofort wieder Kopfschmerz

Sie war in einem Teufelskreis gefangen: Im ausgerenkten Zustand waren die Schmerzen nicht auszuhalten, aber durch das ständige Mobilisieren traten die Blockierungen immer häufiger auf. Bezeichnenderweise war bis dato noch nicht einmal der Begriff „Hypermobilitätssyndrom" gefallen. Seit dem Vorfall vom 10. März 2007 war sie arbeitsunfähig.

Permanent blockierte Halswirbel, Kiefergelenksschmerzen, Rückenschmerzen, migräneartige, zum Erbrechen führende Kopfschmerzen, Schmerzen im Iliosakralgelenk, weitgehende Unbeweglichkeit durch Muskelverspannungen, massive Schlafstörungen, Müdigkeit und Erschöpfung sowie ein ständig kribbelnder Körper charakterisieren diese Zeit.

Der vom Arbeitgeber beim Versorgungsamt gestellte Antrag auf Schwerbehinderung wurde abgelehnt, der GdB auf 20 festgelegt.

Grad der Behinderung (GdB)

Eine Behinderung ist im Neunten Sozialgesetzbuch wie folgt definiert:

„Menschen sind behindert, wenn ihre körperliche Funktion, geistige Fähigkeit oder seelische Gesundheit mit hoher Wahrscheinlichkeit länger als sechs Monate von dem für das Lebensalter typischen Zustand abweichen und daher ihre Teilhabe am Leben in der Gesellschaft beeinträchtigt ist.

Sie sind von Behinderung bedroht, wenn die Beeinträchtigung zu erwarten ist.

Der GdB und der Grad der Schädigungsfolgen (GdS) sind also ein Maß für die körperlichen, geistigen, seelischen und sozialen Auswirkungen einer Funktionsbeeinträchtigung aufgrund eines Gesundheitsschadens."

Der GdB reicht in Zehnerschritten von 20 bis 100, wobei eine Schwerbehinderung ab GdB 50 gilt; GdB 20 hat keine Auswirkungen, ab GdB 30 ist unter bestimmten Voraussetzungen eine Gleichstellung mit Schwerbehinderung möglich.

Die Feststellung und Bemessung des GdB ist eine komplexe Angelegenheit, die durch ärztliche Gutachter vorgenommen wird. Dabei werden die einzelnen Symptome in Beziehung zueinander gesetzt und die Auswirkungen auf den Alltag geprüft.

Im Sommer 2007 suchte sie dann in ihrer Verzweiflung den nächsten Arzt auf. Untersuchungen ergaben einen kleineren Bandscheibenvorfall im HWS-Bereich, was endlich etwas Greifbares darstellte. Auf dieser Grundlage war es möglich, eine Rehabilitationsmaßnahme zu beantragen, die sie Ende Oktober 2007 mit großen Hoffnungen antrat – ziemlich genau drei Jahre nach der ersten großen Blockierung. Ihre erste Woche war sehr schmerzhaft mit vielen Anwendungen, die regelrecht geschadet haben, z. B. Hydrojet oder Elektro-Mittelfrequenz.

Die Reha war das Standardprogramm für Bandscheibenvorfälle und nicht speziell auf Überbeweglichkeit ausgelegt, sondern ging vom „normal" (un-)beweglichen Patienten aus.

Hier ein Tagebucheintrag:

In der Nacht plötzlich alle paar Minuten stechender Schmerz im Lendenwirbelbereich, der in den ganzen Unterkörper ausgestrahlt hat; dadurch keine Ruheposition mehr möglich.
Beim Aufstehen zusätzlich im rechten Bein, am Ansatz, das Gefühl, als würde es einknicken, wegsacken – dazu starke, dumpfe Kopfschmerzen den Nacken hoch, rechtes Ohr wie Watte, Gefühl, total schief zu sein, nicht ohne Tablette auszuhalten, Sitzen nicht möglich. Im Laufe des Tages leichte Besserung

Nachdem sie das Arztgespräch gesucht hatte, wurde es ab der zweiten Woche mit vermehrter Einzelkrankengymnastik und osteopathischer Behandlung besser.

Obwohl der erhoffte Durchbruch ausblieb (die Schmerzsymptomatik war unverändert), gab es neue Impulse wie Osteopathie oder Aquafitness.

Auf ärztliches Anraten begann sie im Februar 2008 eine stundenweise Wiedereingliederung – es hieß, sie solle ihre psychische Blockade überwinden.

Ich glaube, dass Helen einfach körperlich wie seelisch erschöpft war und dem Druck, fast ein Jahr lang ohne Diagnose arbeitsunfähig zu sein, nicht mehr standhalten konnte.

So willigte sie ein, denn im Grunde wünschte sie sich selbst nichts sehnlicher, als endlich wieder arbeiten gehen zu können, aber eben nicht in diesem Zustand.

Tagebucheintrag Helen vom Februar 2008:

Zwei Tage migräneartige Kopfschmerzen mit Erbrechen, Rücken- und Kopfschmerzen, Muskeln rechts vom Schulterblatt hoch bis Nacken total verspannt, permanent Druck auf dem Kopf, fast immer Rückenschmerzen rechts, teils mit starken Kopfschmerzen, totale Verspannung, Migräne, nicht geschlafen, Schmerzen rechts, Knie, Rücken, Nacken, kann Kopf nicht drehen, sonst Megaverspannung, starke Schmerzen beim Liegen, Knirschen, total wackelig, keine Schlafposition erträglich, trotzdem zur Wiedereingliederung auf die

Arbeit gefahren, Kopfschmerzen, Wirbel schief, in der Nacht auf einmal starke Muskelschmerzen, Kiefergelenksschmerzen, Magenschmerzen nach Tabletteneinnahme, alles fühlt sich an wie entzündet

Sie hatte nun das Standardprogramm des deutschen Gesundheitssystems durchlaufen: War zunächst hausärztlich, dann fachärztlich mit entsprechenden bildgebenden Verfahren untersucht worden, hatte Krankengymnastik, Akupunktur und Tens verschrieben bekommen (wobei die Kosten teilweise nicht übernommen wurden).

Ausschließlich aufgrund des glücklicherweise diagnostizierten Bandscheibenvorfalls im Bereich der Halswirbelsäule war ihr eine ambulante Rehabilitationsmaßnahme mit Nachsorgeprogramm bewilligt worden.

Damit waren alle Möglichkeiten ausgeschöpft.

Da die Schmerzen und Beschwerden aber unverändert fortbestanden, bedeutete das für sie, dass sie von nun an komplett auf sich selbst gestellt war.

Einer neuen Physiotherapeutin gelang es mit einem anderen Ansatz, teils mithilfe von Beckenbodengymnastik, den gesamten Körper, nicht nur „die“ Stelle zu stabilisieren. („Die Stelle“ bezeichnet den Bereich unter dem rechten Schulterblatt, wo im November 2004 die ersten Blockierungen auftraten und von dem bis heute Schmerzen ausgehen, ohne dass etwas zu sehen oder zu fühlen wäre).

In dem Maße, wie die tiefe Muskulatur zunahm, verringerten sich ihre Blockierungen. Allerdings war der Körper durch die vielen Verhärtungen und Verspannungen, die sich über die Jahre manifestiert hatten, ganz fest und starr, sodass Bewegungen wie Rumpf- oder Nackendrehung kaum möglich waren; auch der Schmerz blieb, besonders an der erwähnten Stelle am rechten Schulterblatt.

Nachdem der GdB im Jahr zuvor auf 20 festgelegt worden war, hatte sie gemeinsam mit ihrem Arbeitgeber einen Antrag auf Neufeststellung eingereicht.

Dieser Antrag wurde erneut abgelehnt und ihr Widerspruch zurückgewiesen.

Aber sie gab nicht auf.

Woher sie die Kraft nahm, weiß ich nicht, denn immerhin ging sie ja auch seit Februar 2008 wieder arbeiten.

Sie fing an, sich mit der Situation, so wie sie eben war, bestmöglich zu arrangieren: Versuchte die Arbeitstage auszugleichen, indem sie sich bewegte, so oft es ging.

Die Blockierungen hatten nachgelassen, aber der Körper war ein schmerzhafter, starrer Klumpen – extremer konnte der Gegensatz zu dem einst geschmeidigen, biegsamen Körper nicht sein!

So vergingen die Jahre, bis es Ende 2010 einen neuen Impuls und neue Hoffnung gab: Ein Schmerzseminar mit Methoden, die sie so noch nicht kannte.

Helen:

Als ich von diesem Seminar las, Druckpunktmassagen und Engpassdehnungen, war ich wie elektrisiert und meldete mich gleich an. Die Seminarzeit selbst war durch das viele Sitzen zwar sehr schmerzhaft und machte meinen ganzen Körper kribbelig, aber der Inhalt war genau das, was ich brauchte. Mittlerweile war meine tiefe Muskulatur so weit ausgebildet, dass es durch die Übungen nicht gleich wieder zu Blockierungen kam – zwei Jahre früher hätte es wahrscheinlich fatal geendet. Im Anschluss habe ich sogar ein halbes Jahr lang wöchentlich eine Fahrtzeit von insgesamt über zwei Stunden auf mich genommen (und das will etwas heißen!), um in den entsprechenden Kursen alle Übungen sicher zu erlernen. Ich muss mir halt immer genau überlegen, wieviel Schmerzen ich für eine Sache in Kauf nehmen kann, damit unter dem Strich der positive Effekt noch überwiegt

Sie führte die Übungen täglich aus und es ging tatsächlich bergauf: Es gab so gut wie keine Blockierungen mehr und dadurch, dass die Verspannungen weniger wurden, kam auch die Beweglichkeit zurück.

Helen:

Ab Mitte 2011 war ich relativ schmerzfrei und wieder fast voll beweglich

Voraussetzung war allerdings weiterhin mein ganz spezieller, extrem bewegter Tagesablauf – Abweichungen davon (wie die zwei 12-Stunden-Arbeitstage) führten sofort zu vermehrtem Kribbeln und stärkeren Schmerzen

In der Tat saß ich nur zu den Mahlzeiten, war ansonsten in Bewegung und versuchte alles zu vermeiden, was mit längerem Sitzen oder Stehen zu tun hatte: Arzt- und andere Termine, Feiern, Autofahrten, Restaurantbesuche u. ä.

Ich wähnte mich auf dem Weg zurück in die Normalität und wünschte es mir sehnlichst. Bemerkungen wie „Du machst dauernd mehr und es wird nicht besser“ seitens meiner Familie stritt ich vehement ab, wahrscheinlich, weil ich spürte, dass sie stimmten

Ich wollte mir nicht eingestehen, dass es ab Mitte 2012 irgendwie schon wieder bergab ging

Zum Heulen!!!

Ich kann ihre Verzweiflung so gut nachvollziehen!

Eigentlich hätte es nämlich jetzt gut sein müssen, denn es gab keinen äußeren Grund für wieder zunehmende Beschwerden.

Ab hier macht sich meiner Meinung nach der Einfluss der Wechseljahre bemerkbar – mit erhöhtem Schmerzempfinden, Erschöpfung und Phasen der Hoffnungslosigkeit.

Zum Glück war sie immer noch genug willensstarke und auch kluge Helen, dass sie einerseits trotzdem nicht aufgab, andererseits zu der Einsicht gelangte, nun einen anderen Weg einzuschlagen, auch wenn dies einen riesigen Einschnitt in ihrem Leben bedeutete.

Dieser Gedanke verfestigte sich im Verlauf des Jahres 2014, dem schmerzhaftesten seit der Zeit der permanenten Wirbelblockierungen.

Helen:

Ich war an einem Punkt, an dem es mir nicht mehr gelang, den Schmerzlevel an den freien Tagen wenigstens so weit zu senken, dass ich wieder arbeiten gehen konnte. Ich versuchte Urlaub zu bekommen, was aufgrund der angespannten Personallage schwierig war und bettelte beim Arzt um eine Woche Krankschreibung

Normaler Arbeitstag 2014:

5:00 aufgestanden, Gymnastikprogramm

7:45 zum Bahnhof gelaufen gegen kribbelige Beine

8:30 lange am Bahnsteig gestanden aufgrund einer Zugverspätung, dadurch am Hauptbahnhof Anschlüsse verpasst und wieder lange gestanden – Schmerz rechts beginnt

10:00 Viertelstunde zu spät auf der Arbeit, trotz Bewegung wird der Schmerz schlimmer, zusätzlich Verspannungsschmerzen auf beiden Seiten
15:30 Nackenbereich komplett versteift, Kopfdrehung kaum noch möglich, starke Schmerzen im gesamten Rücken
19:00 Rückkehr nach Hause, Bewegung bis zum Schlafengehen, obwohl ich hundemüde war

Um nichts unversucht zu lassen, probierte sie nochmals ein anderes Arbeitszeitmodell mit häufigeren, aber kürzeren Diensten – die Dienste selbst waren dadurch etwas leichter, aber die Zeit zur Regeneration fehlte und, ganz entscheidend, sie verbrachte viel mehr Zeit im Auto, was die Situation letztendlich noch viel schlimmer werden ließ.

Und dann ging irgendwann gar nichts mehr: Ihre Schmerzen waren zu groß, um arbeiten gehen zu können, unbezahlten Urlaub gab es nicht, und da keine Ursache für die Beschwerden gefunden werden konnte, fehlte dem Arzt die Handhabe für eine Krankschreibung.

Die Zeit für eine Entscheidung war gekommen.

Ungefähr zur selben Zeit ließ sie sich auf Anraten der Ehlers-Danlos-Initiative humangenetisch untersuchen und bekam die Diagnose EDS, HMS.

Aus der ärztlichen Bescheinigung vom Mai 2015:

„Durch die ausgeprägte Beteiligung des Bewegungsapparates bei Hypermobilität und Bandlaxität im Rahmen des EDS ist es nicht selten, dass sich ein chronisches Schmerzsyndrom mit frühzeitigem Gelenkverschleiß entwickelt, so auch bei o. g. Patientin. Es ist neben einem chronischen Schmerzsyndrom vom Vorliegen eines EDS-assoziierten Fatigue-Syndroms auszugehen [...].“

So ließ sich nun ein Zusammenhang herstellen zwischen Verspannungen, Wadenkribbeln, Überlastungsschmerzen und allgemeiner Erschöpfung.

Das war viel wert, denn es half ihr zu verstehen und nahm ihr vor allen Dingen die Schuld – endlich war von ärztlicher Seite bestätigt worden, dass es einen „richtigen“ Grund für ihre Beschwerden gab.

Aus zwei Gründen änderte sich jedoch im Alltag nichts.

Erstens: Es existiert keine Standardtherapie, die schnell körperliche Verbesserungen gebracht hätte.

Zweitens: Das Krankheitsbild ist in Deutschland nahezu unbekannt, folglich wäre das Erkämpfen einer Berufsunfähigkeit ein sehr langwieriges Unterfangen mit geringer Aussicht auf Erfolg gewesen.

So kam es, dass sie im April 2015 ihren letzten Arbeitstag hatte - nach dreißig Jahren Berufstätigkeit.

Ich weiß von ihr, dass es ihr weh getan hat, so viel Liebgewonnenes hinter sich lassen zu müssen, aber ich weiß auch, dass da zur selben Zeit die Gewissheit war, die richtige Entscheidung getroffen zu haben – neue Türen würden sich öffnen.

Helen hat den unerschütterlichen Glauben daran, dass das alles einen Sinn hat.

Sie sagt, sie kann ihn in diesem Moment zwar nicht erkennen, aber es gibt ihn und die Zuversicht zählt.

Zusammenfassende Betrachtung von Helens Krankheitsgeschichte

Entwicklung ihrer Hypermobilität

Kindheit

Beweglichkeit, die deutlich über das normale Maß hinausgeht, verbunden mit einem auffälligen Dehnbedürfnis und dem permanenten Wunsch nach Bewegung, wobei die Gelenke schnell überlastet sind.

Der Körper „belohnt“ vielfältige Bewegung und „bestraft“ Einseitigkeit und Bewegungslosigkeit mit Missempfindungen, noch nicht mit Schmerzen.

Die Überbeweglichkeit wird besonders im Sport als Vorteil empfunden, und kleinere Beschwerden nicht damit in Verbindung gebracht.

Abgesehen von der Verdauungsproblematik lassen sich die Bedürfnisse der Hypermobilität gut in den „normalen“ bewegten Alltag eines Kindes integrieren.

Beschwerden / Abhilfe

Spreizfüße / Einlagen

Rundrücken / Krankengymnastik

Beim Turnen Schmerzen in den Hand- und Fußgelenken / Gelenkstützen

Kniestechen / Elastische Binde

Verknotete Leisten, lockere Wirbel, häufige Bänderdehnung am rechten Knöchel, Probleme mit dem Verdauungssystem, speziell der Fettverdauung, Blähungen und Durchfall / Keine besonderen Maßnahmen

Jugend und junges Erwachsenenalter

Nach einer etwas trägeren Phase während der Pubertät mit auffälliger Gewichtszunahme fordert das junge Erwachsenenleben als Ausgleich zur Berufstätigkeit wieder mehr sportliche Aktivität.

Trotzdem verursachen längere Phasen der Bewegungslosigkeit anhaltende Missempfindungen, besonders in den Waden.

Der Anfang der Beschwerden ohne „richtige" körperliche Ursache ist gemacht.

Im erheblich weniger bewegten Erwachsenenleben kann der Vorteil nicht mehr gelebt werden und verkehrt sich in das Gegenteil.

Beschwerden / Abhilfe

Energiestau im Körper / Viel Bewegung

Massives Beinekribbeln / Verödung von Krampfadern (?) im Alter von 20 Jahren

Einschlafprobleme durch kribbelige Beine / Kalte Güsse und permanentes Anspannen und Bewegen der Füße

Schmerzen beim Sport / Bandagen und Stützen

Stiche in den Leisten / Kurzes, schnelles Austreten

Verdauungsproblematik / Keine Maßnahmen

Familiengründung und junge Familie

Der entscheidende Unterschied zum sportlichen, jungen Erwachsenenleben besteht darin, dass die Beschwerden nun nicht mehr von selbst weggehen, wenn die Situation sich ändert; sie manifestieren sich und müssen in der Freizeit quasi „abgearbeitet" werden.

Beschwerden / Abhilfe

Verdauungsproblematik nach der Geburt / Ärztliche Sofortmaßnahmen

Wirbelblockaden / Selbsteinrenken

Kribbeln, Verspannungsschmerzen / Studio, Laufen, Kinderturnstunde

Beginn des Syndroms

Die Blockierungen an drei aufeinanderfolgenden Nächten im November 2004 erfordern ärztliche Hilfe; diese beschränkt sich auf die Behandlung der Symptome und wirkt nur kurzfristig.

Sämtliche medizinische Bemühungen (Spritzen, Schmerzmittel, Krankengymnastik, Mobilisierungen, bildgebende Verfahren) bleiben ohne Ergebnis und es gibt keine Diagnose Hypermobilitätssyndrom, sodass sich die Situation bis zur Arbeitsunfähigkeit (März 2007) verschlechtert.

<u>Beschwerden / Abhilfe</u>

Permanent blockierte Halswirbel, Rückenschmerzen, Schmerzen im ISG / Chiropraktik, Massage

Kiefergelenksschmerzen / Keine konkreten Maßnahmen

Migräneartige, zum Erbrechen führende Kopfschmerzen / Tabletten

Schwache Muskulatur / Fitnessstudio, Krankengymnastik

Starke Schmerzen durch Muskelverhärtungen / Akupunktur, Tens

Schlafstörungen durch Schmerzen / Wärmekissen

Im Schlaf auftretende Blockaden / spezielles Kopfkissen, Seitenschläfer-Kissen, Verzicht auf Bauchlage

Weitgehend unbeweglicher Körper durch Muskelverspannungen / Medi-Taping

Rehabilitationsmaßnahme

Nach einem guten halben Jahr Arbeitsunfähigkeit wird auf der Grundlage eines kleineren Bandscheibenvorfalls (vermutlich vom März 2007) eine Reha gewährt. In der ersten Woche treten durch Fehlbehandlung starke Schmerzen auf; erst das individuelle Vorgehen ab der zweiten Woche bringt kleinere Erfolge.

<u>Beschwerden / Abhilfe</u>

Extremes Wadenkribbeln / Keine Hilfe während der Reha-Tage, danach viele Kilometer

Starke Verspannungen und Muskelschmerzen / Aquafitness, Osteopathie

Instabilität, Blockierungen / Einzelkrankengymnastik, medizinische Trainingstherapie

Schlechte Schlafqualität / Keine Maßnahmen

Mitte des Jahres 2008 bis Mitte 2011:

Es geht langsam bergauf.

<u>Beschwerden / Abhilfe</u>

Instabilität / Krankengymnastik

Verspannungen / ab Januar 2011 Engpassdehnungen

Mitte 2011 bis Mitte 2012:

Die Zeit mit den geringsten Beschwerden.

Seit Mitte 2012:

Die Lage verschlechtert sich schleichend, vermutlich durch den Beginn der Wechseljahre; es kommt zu häufigen Überlastungsschmerzen. Allgemein schnellere Ermüdung des Körpers.

Beschwerden / Abhilfe

Verspannungen / Engpassdehnungen, osteopathische Behandlung

Instabilität / Krankengymnastik

Wadenkribbeln / Laufen, strammes Gehen, Nordic Walking, mind. 10 km täglich

Die Jahre 2014 und 2015:

Wegen der ständigen Schmerzen müssen Arbeitstage abgebrochen werden, der Alltag wird unerträglich. Ende der Berufstätigkeit.

Beschwerden / Abhilfe

Hohe Schmerzbelastung / Anderes Arbeitszeitmodell

Nervosität, Herzrasen, schlechter Schlaf / Arztbesuch

Wadenkribbeln, Überlastungsschmerzen / Bewegungszwang

Weitere Gewichtsabnahme / kalorienreiches Essen, dadurch Verdauungsprobleme

Seit 2016:

„Nichts-lange-Können“ – Leben eigentlich nur noch zwischen Zuhause und dem zwei Kilometer entfernten Garten, geringe Mobilität, Teilnahme am sozialen und kulturellen Leben fast nicht mehr möglich.

Der ganze Körper schmerzt, Leisten, Gelenke, Hüfte tun weh; gehen ist manchmal nur „eiern“.

Diese „Stelle“ schmerzt und strahlt aus, Verknubbelungen vom Kopfansatz abwärts, Kopfschmerzen, Verspannungen, wechseljahres-bedingte Stimmungsschwankungen mit Konzentrationsschwäche, Fahrigkeit, Müdigkeit, Schwächezuständen, Frieren.

Waden kribbeln permanent.

Zeitungsartikel

<u>Zitat aus einem Artikel zum 65. Jahreskongress des American College of Rheumatology vom Februar 2002:</u>

„[...] **Praxen und Kliniken voll mit verkannten „Schlangenmenschen“** [...] Das Benigne Gelenkhypermobilitätssyndrom wird in der Praxis häufig übersehen, bedauerte Dr. Rodney Grahame, University College London... Deshalb ist auch die Behandlung entweder unangemessen, nutzlos oder verhindert nicht die Folgestörungen [...].

Unter Musikern, Performance-Künstlern, Tänzern und Turnern ist die Hypermobilität verbreiteter als im Bevölkerungsdurchschnitt, denn die Gelenküberbeweglichkeit selektioniert sie für diese Berufe. Erkauft wird der Vorteil mit chronischen Schmerzen wegen Überlastungen, häufiger Verletzung, verzögerter Heilung bis hin zu Schmerzfolgen wie Schlafstörungen oder Depressionen.

Die meisten Hypermobilitätspatienten stellen sich mit alltäglichen, muskuloskeletalen Problemen vor. Dr. Grahame zitierte eine amerikanische Studie, bei der 130 konsekutiv ausgewählte neue Patienten einer rheumatologischen Sprechstunde gezielt auf Hypermobilität untersucht wurden. 20 Frauen (15%) wiesen eine Hypermobilität in mindestens drei Gelenken auf. Er selbst befragte britische Rheumatologen, wie oft sie eine Hypermobilität diagnostizieren.

Die Hälfte gab an, weniger als zehn solcher Patienten jährlich in der Praxis zu sehen – nach Dr. Grahame eine deutliche Unterschätzung der Häufigkeit.
Das übliche Schicksal eines an Hypermobilität leidenden Patienten sollte zur Rarität werden: Entweder wird die Situation mit einer anderen rheumatischen Krankheit verwechselt und damit möglicherweise fehlbehandelt (Kortisone, vor allem in Depotform, schaden hier durch weitere Lockerung der Bänder) oder sie wird als nicht pathologische Situation erkannt („Sie sind völlig gesund"), schließlich auch als psychogen eingeordnet.
[…] nur das individuell maßgeschneiderte Vorgehen verspricht Erfolg […], zur Selbstbeobachtung ermuntert werden, [...]. Bewegungsübungen zur Verbesserung der Gelenkstabilität, Unterstützen der Propiozeption, kognitive Verhaltenstherapie zur besseren Bewältigung chronischer, muskuloskeletaler Schmerzen […].
Muskuloskeletale Symptome treten bei hypermobilen Patienten ohne Hinweise auf eine systemische, rheumatologische Krankheit auf […]."

Hypermobilitätssyndrom und Ehlers-Danlos-Syndrom: Entstehung, Erkennung, Auswirkungen, Prognose[1]

Entstehung

Hypermobilität: Anomalie, Gendefekt, Laune der Natur.

Der Begriff leitet sich vom griechischen „hyper“ gleich „übermäßig, mehr als“ und vom lateinischen „Mobilität“ gleich „Bewegung“ ab.

Hypermobilität als Folge eines genetisch bedingten Entwicklungsdefektes des Bindegewebes ist in Deutschland allerdings weitgehend unbekannt.

Daher entwickelt sie sich häufig zu einem chronischen Schmerzsyndrom mit progressivem Verlauf, dem **„Hypermobilitätssyndrom“.**

Der größere Zusammenhang wird in der Praxis nicht erkannt und somit bleiben die assoziierten Schmerzen, Beschwerden und Einschränkungen im Alltag Einzelereignisse und werden als solche häufig kontraproduktiv behandelt.

Eine Früherkennung mit entsprechender Umstellung der Lebensweise könnte vieles erleichtern, wenn nicht gar verhindern.

[1] Angaben ohne Anspruch auf Vollständigkeit.

Der Rheumatologe Prof. Dr. Fritz Schilling beschrieb Gelenküberbeweglichkeit als Resultat eines Entwicklungsdefektes des Bindegewebes, der die Reifung des Gelenksystems verhindert; dieser Entwicklungsdefekt entsteht seiner Meinung nach durch den Mangel eines Eiweißkörpers, des Kollagens. (*Quelle: Internet)*

„Kollagen ist ein Strukturprotein, das zu einer heterogenen Gruppe von Proteinen gehört, die etwa ein Viertel der gesamten Proteinmenge des menschlichen Körpers ausmacht. Es ist damit das am meisten im menschlichen Körper verbreitete Eiweiß. Es kommt hauptsächlich im Bindegewebe, in der extrazellulären Matrix vor. Kollagen ist der wichtigste Faserbestandteil von Haut, Knochen, Sehnen, Knorpel, Bändern, Blutgefäßen und Zähnen.

Der Name „Kollagen“ stammt aus dem Griechischen und bedeutet „Leim erzeugend“, denn ursprünglich wurde es früher als Knochenleim im Holzhandwerk genutzt.“ (*Quelle: Internet, Portal Naturheilkunde)*

„Kollagen, ein Faserprotein; als Stützsubstanz weit verbreitet im Tierreich (im Säuger: 25-30% des Gesamtproteins), Hauptkomponente des Bindegewebes, der Haut und der Sehnen; auch in Knorpel, Knochen, Zähnen u. a. enthalten; zu Gelatine und Leim verarbeitet.“ (*Quelle: Bertelsmann-Universal-Lexikon)*

EDS – Ehlers-Danlos-Syndrom

„Das EDS ist eine heterogene Gruppe von vererblichen Bindegewebs-Aufbaustörungen, die alle Organe, die Bindegewebe enthalten, befallen können. Es sind dies insbesondere: Haut, Band- und Gelenkapparat, Augen sowie Gefäße und innere Organe. Es ist die klassische Form einer Kollagendysplasie-Krankheit mit klinischen Manifestationen im Hautbindegewebe, in der Muskulatur und dem Kapsel-Bandapparat der Gelenke in Form von extremer Schlaffheit, Überdehnbarkeit und Verletzlichkeit, aber auch in den Blutgefäßen und inneren Organen. Ursache ist eine Störung der Kollagen-Synthese, die zur Schwächung der Kollagen-Fibrillen führt. *(Definition Bundesarbeitsgemeinschaft Selbsthilfe e. V.)*

Erkennung

Beighton Score[2]

Das Punktesystem des Beighton Score wird seit Jahren *(Anm.: In GB)* angewendet, um eine allgemeine Überbeweglichkeit zu diagnostizieren und zu klassifizieren.

Als klinische Maßnahme kann es schnell und zielführend sein, a b e r es gibt zwei wichtige Dinge zu beachten:

Ein hoher Punktestand heißt noch nicht zwingend, dass die Person am Syndrom leidet; dafür müssen noch weitere Symptome und Anzeichen gegeben sein *(Man kann also durchaus überbeweglich sein, ohne Schmerzen zu haben).*

Hypermobilität zeigt sich auch an vielen Stellen, die im Beighton Score nicht aufgeführt sind, z. B. am Kiefergelenk, am Nacken (HWS), an den Schultern, der BWS, den Hüften, Sprunggelenken und Füßen. Das bedeutet im Umkehrschluss, dass eine Person mit niedriger Punktezahl u n d vielfältigen Schmerzen durchaus am Hypermobilitätssyndrom leiden kann.

Ein anderes, schnelles Mittel ist der Hypermobilitätsfragebogen; mehr als zweimal mit „Ja" beantwortet, gibt er eine hohe Wahrscheinlichkeit für Hypermobilität an, was aber nicht heißen muss – wie an anderer Stelle erwähnt – dass besagte Person am Syndrom leidet:

[2] Freie Übersetzung der entsprechenden britischen Internetseite.

Können oder konnten Sie Ihre Hände flach auf den Boden legen und dabei die Knie durchgestreckt lassen?

Können oder konnten Sie Ihren Daumen so weit zurückbiegen, dass er den Unterarm berührt?

Haben Sie sich als Kind gerne verrenkt oder Spagat gemacht?

Hatten Sie als Kind/ Teenager mehr als einmal die Schulter ausgekugelt oder die Kniescheibe rausgesprungen?

Betrachten Sie sich selbst als überbeweglich?

EDS-Klassifizierung nach Villefranche (Quelle Wikipedia)

In oben genannter Klassifizierung wird dem hypermobilen Typ folgende Hauptcharakteristik zugeordnet:

„[...] nur leicht überdehnbare, seidige Haut; ausgeprägte Überbeweglichkeit der Gelenke, häufige (Sub-)Luxationen der Gelenke; Sehnenentzündungen; Bandscheibenvorfälle; chronische Glieder- und Gelenkschmerzen."

Zum Thema Schmerzen ist zu lesen, dass starke Schmerzen bei allen Typen des Ehlers-Danlos-Syndroms verbreitet sind, aber häufiger und stärker beim hypermobilen Typ auftreten.

„[...] Schmerzen führen zu funktionellen Einschränkungen im täglichen Leben, unabhängig von Ermüdungserscheinungen [...]"

Auswirkungen

„Der Beginn der Beschwerden beim HMS variiert bei den Betroffenen und ist ebenso vielfältig wie die Symptome. Früheste Erscheinungsform ist bei Kleinkindern die Schwierigkeiten beim Laufen lernen. Eine zweite Gruppe erlebt die ersten Symptome während der Pubertät bzw. der späten Wachstumsphase. Das späteste Auftreten wird meist in den dreißiger Jahren der Betroffenen verzeichnet, wenn nach einer Veränderung der Lebensumstände oder nach einem Unfall erste ernsthafte Symptome auftreten.“ *(Quelle: Wikipedia)*

Hypermobility Syndromes Association (HMSA), UK[3]

„Strukturelle Defekte im Gewebeprotein, namentlich Kollagen, führen zu kleinsten Verletzungen, die in bildgebenden Verfahren nicht sichtbar sind, die aber an denselben Stellen immer wiederkehren, ohne jemals komplett auszuheilen.

Verletzungen in Verbindung mit HMS können akute Schmerzen hervorrufen und auch zu einem lang anhaltenden, intensiven und sich ausbreitenden Schmerz werden.

[3] Freie Übersetzung der entsprechenden britischen Internetseite.

Die Haut sowie innere Organe können ebenfalls betroffen sein, da in unserem Körper alles von Gewebe umschlossen ist. Dies kann zu zusätzlichen Problemen des Verdauungssystem, des vegetativen Nervensystems, sowie die Blasenfunktion betreffend führen."

Hypermobilitätssyndrom und EDS, hypermobiler Typ

„Eine Bindegewebsschwäche mit gleichzeitiger Schmerzsymptomatik bedeutet bei EDS: Das schwache Bindegewebe verhindert den Schutz von Gefäßen und vor allem von Nerven, die nahe unter der Haut liegen. Dies führt zu neurologischen Irritationen und Neuropathien (Nervenschäden). Folge ist oft ein chronisches Schmerzsyndrom, z. B. ähnlich einer Polyneuropathie (mehrfache Nervenschädigung) oder Fibromyalgie." *(Zitat EDS-Initiative)*

„Fibromyalgie ist eine chronische und häufig therapieresistente Erkrankung. Sie ist durch weit verbreitete Schmerzen mit wechselnder Lokalisation in der Muskulatur, um die Gelenke und im Bereich des Rückens, auch Druckschmerzempfindlichkeit sowie Begleitsymptome wie Müdigkeit, Schlafstörungen, Morgensteifigkeit, Konzentrations- und Antriebsschwäche, Wetterfühligkeit, Schwellungsgefühl an Händen, Füßen und Gesicht und viele weitere Beschwerden gekennzeichnet." *(Quelle: Wikipedia)*

Speziell nach Bereichen in Stichworten

Augenheilkunde

Lichtempfindlichkeit

Kurzsichtigkeit

Dermatologie

Weiche, samtige, dünne, durchscheinende Haut

Innere Medizin

Verdauungsstörungen

Reizdarm

Hämorrhoiden

Kardiologie

Gefäßerweiterungen

Neurologie

Neuralgie, Kopfschmerzen

Verminderte Wirksamkeit von Lokalanästhetikum

Erschöpfungssyndrom

Orthopädie

Senk-, Knick-, Spreizfuß

Skoliose, Arthrose

Psychologie
Schlafstörung
Gesellschaftsrückzug durch Unverstanden sein und Schmerzen
Rheumatologie
Chronische Gelenk- und Muskelschmerzen
Zahnmedizin
Kiefergelenksschmerzen
Hypermobile Zunge
Zahnfleischrückgang
Hoher Gaumen

Prognose[4]

„[…] Für alle gilt aber, dass die Krankheit meist einen progressiven, fortschreitenden Verlauf nimmt und nicht selten als Abwärtsspirale wahrgenommen wird. Zwar ist allgemein bekannt, dass Hypermobilität mit zunehmendem Alter nachlässt. Für die Beschwerden beim HMS muss das allerdings nicht gelten.

Die Lebenserwartung ist normal, wenn man von den wenigen Fällen mit starker Gefäßbeteiligung absieht. Die Lebensqualität ist durch die auftretenden Schmerzen und Funktionseinschränkungen aber deutlich eingeschränkt.

Es gibt zurzeit weder in der Ursache noch in den Symptomen eine

[4] Quelle: Wikipedia.

Behandlung der Erkrankung. Forschungsprojekte untersuchen die Muskelfunktionen bei hypermobilen Personen.

Andere befassen sich mit den Unterschieden/ Gemeinsamkeiten des Hypermobilitätssyndroms und EDS hypermobile Variante. In näherer Zukunft sind allerdings keine Durchbrüche zu erwarten.“ (Quelle: Wikipedia)

„Eine Therapie gegen die Ursachen der Bindegewebsstörung gibt es nicht. Die medizinischen Maßnahmen müssen sich auf die Behandlung von Symptomen [...] auf vorbeugende Maßnahmen gegen Verschlimmerung und auf Beratung, Betreuung und Überwachung beschränken. […]

Ehlers-Danlos-Betroffene traten früher häufig als „Schlangen-menschen“ im Zirkus auf. Einstmals war kein Zirkus ohne einen „Gummimenschen“ denkbar, der die Haut weit überdehnen konnte, um sie dann wieder zurückzuführen.“ *(Quelle: Bundesarbeits-gemeinschaft Selbsthilfe e.V.)*

Zusammenfassung

Hypermobilität bezeichnet eine Beweglichkeit der Bänder, Sehnen und Gelenke, die über das normale Maß hinausgeht.

Erst wenn sie mit Schmerzen, Funktionseinschränkungen und anderen Beschwerden einhergeht, spricht man vom Hypermobilitätssyndrom.

Zusätzliche spezifische Hautmerkmale sowie Störungen des vegetativen Nervensystems und/ oder Probleme im Verdauungstrakt lassen auf EDS, Ehlers-Danlos-Erkrankung, Kategorie hypermobil schließen.

Unter Fachleuten ist umstritten, ob es sich bei HMS und EDS hypermobil um ein und dieselbe Krankheit in verschiedener Ausprägung oder um zwei getrennte Krankheiten handelt.

Derzeit existiert keine Standardtherapie.

Zitat aus einem Artikel in der Ärztezeitung vom 17.11.2005:

„[...] Die Hypermobilität kann vor allem bei jungen Menschen und bei Frauen Ursache für Rückenbeschwerden sein. Die Schmerzen treten in Ruhe auf und verringern sich bei Bewegung.
[…] Medikamente helfen den Betroffenen meist nicht. Experten beklagen seit Jahren, dass das Benigne Hypermobilitätssyndrom in der täglichen Praxis häufig übersehen […] werde."

Auszug aus der Homepage von Dr. Max E. R. Widmer, Schweiz:

„Lockere Bänder und überbewegliche Gelenke gehören zu den am wenigsten bekannten und entsprechend selten diagnostizierten Funktionsstörungen des Bewegungsapparates. So werden die Betroffenen mangels Kenntnis der Funktionsstörung immer noch unnötig therapiert, operiert oder gar als psychisch krank bezeichnet. Erforderlich ist eine rasche und wirksame Aufklärung sowie eine gezielte Diagnose.

Interview

Im Frühsommer 2016 habe ich mit Helen dieses Interview geführt – ich wollte wissen, wie es ihr geht und wie sie die Dinge rückblickend sieht.

Was hast Du gelernt?

Dass es sich immer verändert und nie gleich ist.

Versteh ich nicht; erklär mir das bitte!

Zum einen war es bei mir so, dass am Anfang die Instabilität, d. h. die Blockierungen mit all ihren Begleiterscheinungen das Hauptproblem war, später dann eher die Schmerzen und Einschränkungen durch die Verspannungen und noch später – bis zum heutigen Tage – die Überlastungsschmerzen, die Tatsache, dass gar nichts mehr für länger geht (und länger kann heißen, einige Minuten). Zum anderen kam es am Anfang häufig vor, dass eine Übung, die einmal sehr gut getan hat, beim zweiten Mal die Beschwerden erst hervorrief – mir damals völlig unbegreiflich. Jetzt denke ich, dass es mit der immer anderen Ausgangssituation im Körper zu tun hat.

Gilt das, was Du erfahren hast, auch für andere Menschen?

Das weiß ich nicht, vermute es aber, zumindest teilweise.

Warum denkst Du das?

Weil ich mich auch mit KollegInnen oder Bekannten unterhalten habe, die mir Ähnliches berichteten.

Was wäre in Deinem Leben anders gelaufen mit Deinem Wissen von jetzt?

Das ist eine sehr gute Frage. Ich glaube, ich hätte nicht mit Turnen aufgehört und natürlich gleich gewusst, dass das Wadenkribbeln genauso ein Symptom ist wie die große Gelenkigkeit oder die Verknotungen in den Leisten oder der Reizdarm.

Wieso das denn?

Bei meinen Recherchen habe ich herausgefunden, dass der Hypermobilität ursächlich ein Bindegewebsdefekt zugrunde liegt; das kann beispielsweise auch bedeuten, dass es zu Schmerzen und Irritationen wie Kribbeln kommen kann, weil Nervenbahnen nicht ausreichend durch das Bindegewebe geschützt werden.

Und was hast Du sonst noch, was man nicht gleich mit Hypermobilität in Verbindung bringen würde?

Och, so einiges... eine ganz lange, total bewegliche Zunge zum Beispiel oder ganz oft verkantete Kiefergelenke, Spreizfüße, durchscheinende Haut, Reizblase... reicht Dir das?

Nein, ich will alles wissen, ganz genau!

Gut, wie ich bereits gesagt habe, berichte ich von mir, wie es bei mir war oder ist; das muss also nicht zwangsläufig bei allen so sein.

Ja, ich weiß, erzähl weiter...

Ok, ich habe selbst erst sehr spät die Zusammenhänge erkennen können, vorher war ich total verzweifelt, weil ich's nicht kapiert habe.

Ich dachte immer, es liegt an mir, ich mache irgendwas falsch, obwohl ich alle ärztlichen Ratschläge gewissenhaft befolgt habe. Ich wollte ja unbedingt, dass es endlich besser wird oder aufhört. Jetzt weiß ich, dass einfach niemand die Zusammenhänge erkannt hat und deshalb auch nicht dauerhaft helfen konnte; von der Verschlimmerung durch kontraproduktive Behandlung mal ganz abgesehen.

Aber warum hat es denn niemand erkannt? Du warst doch bei Fachleuten und zwar bei nicht wenigen, wenn ich mich recht erinnere...

Das Wissen um das Hypermobilitätssyndrom ist eben in Deutschland nicht weit verbreitet, das sagen selbst die Mediziner und Physiotherapeuten, mit denen ich gesprochen habe. Es wird nicht gelehrt, zumindest nicht in der Komplexität, in der es auftritt. Ich glaube, da sind sie in Großbritannien oder der Schweiz weiter.

Wie kommst Du darauf?

Beim Recherchieren bin ich beispielsweise auf den Internetauftritt der britischen HMSA gestoßen, der mir viele Erklärungen geliefert hat. Auch auf Schweizer Seiten habe ich Antworten gefunden, die ich hier nicht bekommen habe.

Also, persönliches Pech, gerade in Deutschland hypermobil zu sein?!

Hhm ja, könnte man wohl so ausdrücken… ich hatte irgendwann das Glück, auf eine sehr offene Physiotherapeutin zu stoßen, die nicht gesagt hat: „Das kann nicht sein“ oder „Das muss jetzt so oder so sein“, sondern die sagte, „Das verstehe ich im Moment nicht, aber ich glaube Ihnen und denke darüber nach“. Aber wir sind ein bisschen von der ursprünglichen Frage weggekommen, wie anders mein Leben hätte verlaufen können, wenn ich früher mehr gewusst hätte, oder?

Ja, das stimmt. Nochmal von vorne: Wenn Du es als Kind gewusst hättest bzw. Deine Eltern, dann...

Dann hätten wir gewusst, dass das ewige Verbiegen und Überstrecken sein musste, damit ich mich als sehr gelenkiger Mensch in meinem Körper wohlfühle und keine Schmerzen habe. Auch das insgesamt große Bewegungsbedürfnis oder die Reizdarmproblematik hätten wir einordnen können.

Hättet ihr etwas anders gemacht?

Ich glaube nicht, denn das Turnen war das Beste, was meinem hypermobilen Körper passieren konnte. Turnen ist ein Ganzkörpersport, der einerseits dem Bedürfnis nach Dehnung nachkommt, andererseits unglaublich stabilisierend auf die gesamte, auch tiefe Muskulatur wirkt – das ist das Entscheidende bei Überbeweglichkeit. Ich bin meinen Eltern sehr dankbar, dass sie eigentlich alles erlaubt haben; neben Turnen noch Leichtathletik, Trampolinspringen, Voltigieren... es tat einfach schon immer gut, den eigenen Körper zu spüren.

Was würdest Du Eltern eines hypermobilen Kindes raten?

Es so ähnlich zu machen, also den ausgeprägten Bewegungsdrang fördern, Vielseitigkeit unterstützen, aber keinen Leistungsdruck aufbauen. Auf Bewegungsvielfalt im Alltag achten, Barfußlaufen, Klettern, Hangeln, Balancieren, Hüpfen, Springen, Rennen, Schwimmen, Tauchen.

Gut, jetzt wieder zu dir. Die Kindheit war also ok – wann und wie fingen die Probleme an?
Das erste Mal richtig während der Ausbildung; normalerweise hatte ich dort genügend Bewegung, aber als ich dann für längere Zeit im Büro eingeteilt war, begannen meine Waden gleich am ersten Tag unerträglich zu kribbeln.

Warum?
Ja, warum?! Das verstand ich damals auch nicht. Hier liegt die Ursache ebenfalls in der zu geringen Festigkeit des Bindegewebes, was dann zu Störungen in der Reizübertragung, eben Kribbeln und Schmerzen kommen kann.

Und... was hast Du gemacht – Du wusstest es ja damals nicht?
Ich habe halt versucht, es in einigermaßen erträglichem Rahmen zu halten, aber das ist mir leider nicht gelungen, weil ich ja jeden Tag wieder stundenlang sitzen musste. Ich bin extra zu Fuß zur Arbeit gekommen, in der Mittagspause spazieren gegangen, habe beim Sitzen andauernd die Füße angezogen und jede Gelegenheit zum Aufstehen genutzt. Zu Hause habe ich kalte Güsse gemacht, bin barfuß gelaufen und lag trotzdem später im Bett und konnte es kaum aushalten.

Das ist ja schrecklich! Warum bist Du nicht zum Arzt gegangen?
Bin ich.

Konnte er etwas herausfinden?
Er meinte, es seien Krampfadern und verödete diese.

Sind Krampfadern nicht eigentlich ein Problem älterer Menschen?
Dachte ich auch immer. Die Krampfadern, die ich von meiner Oma kannte, sahen auch irgendwie anders aus, viel knubbeliger. Aber bei mir war alles glatt und man konnte die Adern ein bisschen sehen. Übrigens ist meine Haut generell sehr durchscheinend, sodass man z. B. auch an der Schläfe die Adern deutlich erkennen kann.

Ok, aber danach war es dann weg, oder?
Das ist es ja! Es war nicht weg. Es wurde erst dann besser, als ich wieder in Abteilungen mit mehr Bewegung kam; die Verödung hatte nichts gebracht.

An dem Kribbeln hat sich bis heute nichts geändert?
Im Laufe der Jahre wurde es sogar stärker und ist seit einem Muskelriss in der linken Wade dort besonders heftig.

Dann würde ich jetzt gerne nochmal auf die extreme Instabilität zurückkommen; wann wurde sie zum Problem?
Einige Monate, nachdem ich mich komplett vom Turnen zurückgezogen hatte, d. h. auch selbst keine Turnstunden mehr gab. Ich glaube, die Turnerei hat mir – ohne dass es mir bewusst gewesen wäre

– viele schmerzhafte Jahre erspart. Sowohl die skelettnahe, als auch die große Muskulatur waren seit meiner Kindheit gut ausgebildet und haben die zu geringe Festigkeit des Bindegewebes wettgemacht. Im wahrsten Sinne war das jetzt der Knackpunkt in meinem Leben und die Instabilität mit all ihren negativen Auswirkungen trat zutage.

Konkret welche?
Verschiebungen in den Wirbelgelenken, dadurch Blockierungen und schiefer Körper, Ungleichgewicht der gesamten Muskulatur mit Verspannungen, Schmerzen, Schonhaltungen, dann Kopfschmerzen teilweise bis zum Erbrechen, schlechter Schlaf, Müdigkeit und Überforderung am Tag...

Wie alt warst Du damals und wie war Deine Familiensituation?
Warte mal, das war im November 2004, also war ich 38. Ich hatte zwei Kinder im Alter von zehn und siebeneinhalb und war Teilzeit berufstätig.

Und so blieb das einige Jahre, ja? Wann änderte sich etwas und aus welchem Grund?
Es blieb so bis zum Frühjahr 2007 – bis dahin wurde ich regelmäßig eingerenkt, teilweise wöchentlich und bekam sporadisch Krankengymnastik verschrieben. Im März 2007 hatte ich einen Bandscheibenvorfall im Bereich der Halswirbelsäule, der zwar zu diesem Zeitpunkt nicht als solcher erkannt wurde, allerdings einige Monate später bei einem MRT zu sehen war. Seit dieser Zeit war ich krankgeschrieben, galt aber im Grunde genommen als „austherapiert" –

es wurde nichts mehr gemacht. Beim Recherchieren in den schlaflosen Nächten stieß ich auf einen anderen Arzt und dieser konnte eine Rehabilitationsmaßnahme bewirken – aufgrund des nun entdeckten Bandscheibenvorfalls.

Ging es denn dann endlich bergauf?
Leider nicht so richtig... aber immerhin gab es neue Impulse.

Welche denn?
In der Reha hatte ich sowohl osteopathische Behandlung bekommen, die mir sehr gut getan hat als auch regelmäßige Einzelkrankengymnastik zur Stabilisierung des Körpers. Diese Kombination setzte ich anschließend fort – das war gut.

Super! Problem erledigt!?
Diese Hoffnung hatte ich ebenfalls und es ließ sich auch gut an; der Körper wurde stabiler und die Blockierungen ließen nach, aber leider blieben die wahnsinnigen Verspannungen. Da musste ich mir etwas anderes einfallen lassen und der Zufall kam mir zu Hilfe. Mittlerweile war es Ende 2010.

Ich bin gespannt...
Ich erfuhr von einem Schmerzseminar, in dem mit Druckpunktmassage und Engpassdehnungen gearbeitet wurde und nahm daran teil.

War das jetzt die Lösung?
Ich glaube mittlerweile, **die** Lösung existiert sowieso nicht beim HMS,

weil es eben immer wieder anders ist; sagen wir so: Zu diesem Zeitpunkt war es das, was der Körper brauchte, um langjährige Verspannungen zu lösen. In der Zeit der großen Instabilität dagegen wäre die Wirkung nicht so gut gewesen und hätte die Situation durchaus auch verschlechtern können.

Wie ging es dann weiter mit Dir?
Ich bin noch ein halbes Jahr lang zu den Trainingsstunden gefahren, obwohl es eine sehr weite Strecke war, aber ich wollte die Übungen auch zu Hause sicher beherrschen. Ich war voller Zuversicht, dass es jetzt bergauf gehen würde! Mein Plan war folgender: Gegen das Wadenkribbeln ganz viel Kilometer und gegen die Schmerzen tägliche Übungen! Und mit diesem Programm könnte ich dann wieder leben wie ein normaler Mensch.

Ist Dein Plan aufgegangen?
Teilweise – Mitte 2011 bis Mitte 2012 war die Zeit mit den geringsten Schmerzen. Ich muss aber dazu sagen, dass ich an meinen freien Tagen rannte wie eine Verrückte, um die Arbeitstage auszugleichen. Das war sehr anstrengend und ging manchmal über meine Kräfte, aber ich wollte unbedingt funktionieren (und musste es auch, weil ich ja „nichts hatte“). Es war meine Familie, die mir vorwarf, immer zwanghafter und dünner zu werden, ich selbst wollte es nicht wahrhaben. Irgendwie hatte sich alles schon wieder verändert: Jetzt waren es andere Schmerzen, hervorgerufen durch Überlastung, wobei diese bereits nach Minuten eintreten können.

Wobei denn zum Beispiel?

Bei allem! Zum Beispiel beim längeren Kopfdrehen; sitzen; einen Regenschirm benutzen, eine Kapuze aufsetzen.

Das verstehe ich jetzt nicht. Wieso kannst Du keine Kapuze aufsetzen, keinen Schirm tragen?

Weil die Muskulatur im Nacken (Kapuze) bzw. im Schulterbereich (Schirm) sofort extrem verspannt und schmerzt. Die Sache ist auch, dass der Schmerz nicht weggeht, wenn die Situation sich ändert – hat er sich einmal manifestiert, so bleibt er und es dauert sehr lange, bis er abklingt; ich darf dann allerdings auch keinen „Fehler" machen.

Was bedeutet „Fehler" in dem Zusammenhang?

Na ja, einfach irgendetwas, das die Lage wieder verschlimmert, z. B. wieder Schirm oder Kapuze tragen, Haltungen einnehmen, die Schmerzen verursachen usw.

Oje, ab wann ist das so extrem?

Ungefähr ab Ende 2012, in den beiden Jahren davor war es, wie gesagt, etwas entspannter. Es begann auch nicht von einem Tag auf den anderen, sondern schleichend. Dabei fiel es mir einfach immer schwerer, die beiden Arbeitstage, an denen ich knapp 12 Stunden unterwegs war, auszugleichen. Ich bewegte mich ohne Unterlass, aber es half nicht mehr in derselben Weise wie zuvor...

Weil es sich wieder verändert hatte, stimmt's?

Ja, es war wieder anders und Bewegung allein hat es nicht mehr gebracht... Ich war auch unglaublich erschöpft von der ganzen Rennerei, aber Ruhe halten konnte ich nicht, da waren die Schmerzen und das Kribbeln gar nicht auszuhalten. Das ist auch so eine Kernaussage dieser Erkrankung, finde ich: Das eine geht nicht, aber das andere auch nicht!

Ja, genauso hört es sich an – gibt es Deiner Meinung nach noch andere Kernaussagen? Erklär das bitte.

Ich würde sagen, sie ist unsichtbar, wodurch die Glaubwürdigkeit sehr geschmälert ist – man kann z. B. sehr dynamisch und sportlich rüberkommen; dass die Figur oder die gesamte Erscheinung auf einem Zwang zur Bewegung beruht, weiß unter Umständen niemand. Wenn dann noch auf bildgebenden Verfahren nichts zu sehen ist, was die Beschwerden erklären könnte, glaubt Dir keiner und irgendwann zweifelst Du sogar an der eigenen Wahrnehmung. Nach dem Motto, wer so gesund aussieht, kann doch nichts haben. Der nächst Punkt ist, dass die Symptome (bis auf die permanenten Blockierungen in der Zeit der Instabilität) eher unspezifisch sind, denn Verspannungen, Kopf- und Rückenschmerzen, Schlafstörungen, Kribbeln, Erschöpfung sind relativ weitverbreitet. Das alles in einem Körper, der vor Schmerzen starr ist, viele Bewegungen gar nicht mehr ausführen kann und so quasi das Gegenteil von überbeweglich ist. In diesem Fall eine Überbeweglichkeit beruhend auf einem Bindegewebsdefekt zu diagnostizieren, erfordert eine gründliche Anamnese und gute

Kenntnis der Zusammenhänge. Deshalb bin ich davon überzeugt, dass viel mehr Menschen als gemeinhin bekannt unter einem unerkannten HMS leiden, insbesondere Frauen. Vielleicht heißen seltene Erkrankungen auch deshalb so, weil sie selten diagnostiziert werden, nicht nur weil sie (angeblich) selten vorkommen?! *(lacht)* Das dritte wäre, dass die Erscheinungsformen immer andere sein können – mal sind die Blockierungen das Hauptproblem, dann wieder die Verspannungen und dann die Muskelüberlastung; dementsprechend leuchtet es ein, dass es keine Standardtherapie geben kann. Auch innerhalb desselben „Hauptproblems“ kann Verhalten bzw. können Übungen, welche gut getan haben, beim nächsten Mal Beschwerden erst hervorrufen, je nach Ausgangssituation im Körper. Das macht die Sache noch komplizierter.

Nochmal kurz zurück: Hast Du denn eine Erklärung dafür, warum es sich zuletzt wieder veränderte, d. h. verschlechterte?
Ich denke schon – meiner Meinung nach hängt es mit den beginnenden Wechseljahren zusammen und vielleicht auch allgemein mit zunehmendem Alter. Dass es einen Zusammenhang mit hormonellen Veränderungen gibt, hatte ich bereits früher feststellen können. Jetzt tritt es aber noch deutlicher zutage mit der Verhärtung ganzer Muskelstränge, Knubbeln im Nacken- und Schulterbereich, Schmerzzuständen etc.

Du hast wirklich ein seltsames Leben; was geht denn überhaupt? Da fragst Du mich was... viel leichter wäre es, aufzuzählen, was alles nicht geht! Also, ich komme einigermaßen über die Runden, wenn ich meinen Tag frei gestalten kann... Aber ich will es kurz erläutern: Es gibt nur ganz seltene Momente, in denen ich keinen Schmerz verspüre. Wenn ich den Tag in kurze Intervalle gliedern kann und jederzeit die Möglichkeit habe, mich auf geeigneter Unterlage lang zu machen, habe ich zwar immer noch Schmerzen, aber besser geht es nicht. Generell nimmt die Überlastung im Tagesverlauf zu und ab dem frühen Abend schmerzt das Aufrechthalten sehr. Sitzen und alles, was damit zusammenhängt wie Autofahren, Kino, Ausgehen usw. vermeide ich so gut es geht; darunter leiden selbstverständlich auch die sozialen Kontakte. Ich bewege mich oft tanzend, schlangengleich, drehend, in geschmeidigen Bewegungen, denn alles Starre verursacht Beschwerden (Schmerzen und Kribbeln).

Auf diese Weise erledige ich Haushalt und Garten und kann ab und zu stundenweise arbeiten gehen. Allerdings verursacht jede Abweichung – Termine ebenso wie Urlaub – extrem starke Schmerzen, die nicht ohne Medikamente auszuhalten und teilweise noch wochenlang zu spüren sind.

Bist Du frustriert?

Manchmal. Weil ich immer der einschränkende Faktor bin. Zum Beispiel freue ich mich auf ein paar Tage Urlaub und muss dann nach zwei Tagen abbrechen, weil die Verspannungsschmerzen trotz Tabletten nicht mehr auszuhalten sind! Das frustriert mich total!!!

Das beschreibt die Situation so, wie sie jetzt ist – im Juni 2016?

Ja, das Beschriebene liegt anderthalb Wochen zurück.

Wir waren aber noch bei 2013; was ist in der Zwischenzeit passiert?

Noch mehr Aktivität als Gegenmaßnahme, dabei unmerkliches Abgleiten ins Zwanghafte. Alles wurde überlagert von permanenten Verspannungsschmerzen, die zu einem einzigen Schmerz verschmolzen, bei dem ich keine Unterscheidungen mehr ausmachen konnte. Die Auswirkungen eines „Ereignisses“ waren noch nicht abgeklungen, da trat bereits das nächste „Ereignis“ ein (z. B. längere Autofahrt, sitzender Termin etc.). Mittlerweile hatten wir 2014 und ich konnte nicht mehr...

Warum musstest Du arbeiten, wenn Du nicht mehr konntest?

Ich war zwischendurch auch schon mal krankgeschrieben, wenn etwas blockiert oder die Schmerzen zu groß waren, aber ich glaube, mein Arzt hatte keine Handhabe mehr; dadurch, dass das Hypermobilitätssyndrom in Deutschland so nicht im Katalog steht (ich weiß nicht, wie ich es anders ausdrücken soll), konnte man auch keine Maßnahmen mehr ergreifen. Das Fatale war, dass ich aber auch nicht mehr in der Lage war, die Arbeitstage durchzustehen – ein Teufelskreis.

Wie bist Du aus dem Teufelskreis herausgekommen?

Mein Arbeitsverhältnis wurde einvernehmlich aufgelöst.

Das ist krass, nach so vielen Jahren!

Ja, nach 26 Jahren bei derselben Firma, um genau zu sein. Aber es war der einzige Weg, nachdem unbezahlter Urlaub bzw. nochmalige Stundenreduzierung nicht möglich waren. Ich hatte sogar noch einmal ein anderes Arbeitszeitmodell ausprobiert, aber es hat leider auch nicht funktioniert.

Ungefähr zur selben Zeit kam die Diagnose „Ehlers-Danlos-Syndrom“, oder?

Ja, von einer Selbsthilfegruppe wurde mir geraten, mich humangenetisch auf EDS untersuchen zu lassen, da ich viele Parallelen zu der hypermobilen EDS-Variante aufwies.

Hat diese Diagnose Dir noch irgendwie helfen können?

Konkret leider nicht, aber sie hat einen enormen Druck von mir genommen. Endlich hatten diese ganzen, voneinander scheinbar unabhängigen Symptome einen Namen und ich war dadurch in gewisser Weise rehabilitiert. Für mich war das wichtig.

Was hat sich für Dich geändert, seit Du nicht mehr regelmäßig arbeiten gehen musst?

Es lässt sich nach und nach deutlicher erkennen, welche Beschwerden wodurch hervorgerufen werden; es ist nicht mehr ein einziger Schmerz.

Hast Du den Eindruck, diese Krankheit verstanden zu haben?

Verstanden wäre zu viel gesagt, aber näher gekommen bin ich ihr auf jeden Fall.

Bitte versuche, es kurz und knapp zu beschreiben.
Das Hypermobilitätssyndrom...

...ist für mich seit über zehn Jahren ein Problem; in dieser Zeit haben sich die körperlichen Einschränkungen und Belastungen mehrfach geändert. Seit November 2004 ist ein „normales" Leben nicht mehr möglich.

Danke für Deine Offenheit!

Das war ihre Lebensgeschichte in Kurzform und sie wollte, dass wir an dieser Stelle aufhören – nun sei genug über sie gesagt worden. Ich fand es wichtig, noch einmal gezielt auf bestimmte Themen einzugehen und ganz besonders auch zu zeigen, was es im Alltag heißt, HMS zu haben und auf welche Schwierigkeiten man stößt. Obwohl die Antworten selbstverständlich Helens persönliches, subjektives Erleben darstellen, könnten sie anderen Menschen helfen. Das ist unser gemeinsames Anliegen und so sind „die kleinen Gespräche" – jeweils mit einem speziellen Thema – entstanden.

Kleine Gespräche mit Helen

Nr. 1: Thema „Phasen“

Helen, bitte beschreibe uns die von Dir angesprochenen einzelnen Phasen noch etwas genauer.

Gerne. Ich konnte bei mir vier Phasen erkennen, mit jeweils fließendem Übergang: Ich teile sie ein in Phase des Vorteils, Phase der Instabilität, Phase der Verspannungen und Phase der Überlastung.

Die Phase des Vorteils erlebte ich in jungen Jahren mit einem gut trainierten, geschmeidigen Körper ohne nennenswerte Schmerzen oder Einschränkungen, allerdings mit einer gesteigerten Körperwahrnehmung und einem großen Bewegungsbedürfnis. Da ich diesem nachkommen durfte und mich dabei auch sehr vielseitig betätigt habe, traten damals noch keine größeren Probleme auf. Das lässt mich zu dem Schluss gelangen, dass Hypermobilität unbedingt freie Entfaltung braucht, um als Vorteil gelebt zu werden.

Ja, so hört sich das an. Dann kommen die Probleme zwangsläufig mit dem Erwachsenenleben?

Ich denke schon, allerdings bin ich der Meinung, dass die Phase der Instabilität unter Umständen vermieden werden kann, nämlich dann, wenn man die Zusammenhänge kennt und danach handelt.

Was hättest Du selbst denn in diesem Fall anders gemacht?

Ich hätte darauf geachtet, dass die tiefe Muskulatur nicht abnimmt.

Und wie?

Naja, entweder in moderater Form weitergeturnt oder Pilates angefangen; Beckenbodengymnastik und isometrische Übungen für die sehr beweglichen Bereiche gemacht. Ich glaube nämlich, dass das Turnen meinen Körper zusammengehalten und mir so viele schmerzhafte Jahre erspart hat. Überleg mal, die Komplikationen kamen erst ein halbes Jahr, nachdem ich in keiner Turnhalle mehr war – um es vereinfacht auszudrücken! Und damals war ich immerhin schon 38 Jahre alt. Da kann man sich vorstellen, wann es bei einem untrainierten Körper losgeht!

Alles klar, verstehe, also tritt die „Phase der Instabilität" dann auf, wenn die Muskulatur abnimmt?

Ich denke, sie tritt auf, wenn die Tiefenstabilität an einer Stelle „bröckelt", sei es durch Unfall oder Verletzung, sei es einfach durch muskuläre Defizite. Im ersten Fall abrupt, im zweiten schleichend. Bei mir war es so, dass es auch in der Kindheit öfters in den Wirbelgelenken geknackt hat oder in den Leisten, der Kniescheibe und den Fersen gestochen hat, aber das war absolut normal und hat mich nicht weiter beeinträchtigt.

Das heißt, die tiefe Muskulatur spielt die entscheidende Rolle?

Ja, denn nur sie bringt Stabilität – große zusätzlich ist gut, vermag den Körper aber allein nicht zu stützen. Deswegen war ja auch der Tipp mit dem Fitnessstudio verkehrt, zumindest zu dieser Zeit...

Bei Dir gab es ja mit dem „Crash“ einen Auslöser...

Das ist richtig; der Crash (so nenne ich die Blockierungen in den drei aufeinanderfolgenden Nächten) konnte sich aber nur ereignen, weil im vorangegangenen halben Jahr ohne Tiefentraining wichtige Muskulatur verlorengegangen war. Nochmal zur Erinnerung: Der hypermobile Körper ist grundsätzlich instabil, aber eine starke skelettnahe Muskulatur kann das einigermaßen ausgleichen – zumindest bei mir.

Ich glaube, jetzt hab' ich's! Nächste Phase, bitte...

Das war die Phase der Verspannungen, in der ich meinen Körper als einen einzigen Schmerz wahrgenommen habe, wie einen unbeweglichen „Klumpen“.

Das hört sich schlimm an...

Das war es auch; vor allen Dingen trotzdem funktionieren zu müssen, weil ja „nichts war“ – das war hart!

Und wie bist Du da rausgekommen?

Ich denke, „rausgekommen“ ist das falsche Wort... Als ich noch berufstätig war, hatte ich keine Chance und erst einige Zeit, nachdem ich aufgehört hatte, konnte ich differenzieren und Schmerzen zuordnen. Allmählich ging es dann über in die Phase der Überlastung, die bis zum heutigen Tage andauert. In der Praxis heißt das, es geht nichts mehr für länger und der Körper braucht häufig Pausen; geringfügige Abweichungen vom gewohnten Tagesablauf können anhaltende Schmerzattacken auslösen.

Gut, wir haben die Phasen jetzt benannt; vielleicht nochmal zu dem, was Dir jeweils geholfen hat, also eine Art Verhalten in den Phasen...

Kurz gesagt: 1. Stabilisieren, 2. Verspannungen lösen, 3. Alles nur kurz machen, viele Pausen. In der Instabilität steht die Stabilisierung des Körpers im Vordergrund. Das funktioniert aus meiner Erfahrung am besten mit der Kombination aus Einzelkrankengymnastik und osteopathischer Behandlung unter unbedingter Vermeidung von Chiropraktik und klassischer Massage. Versuche, einen einfühlsamen Physiotherapeuten zu finden, der Deinen Körper als Ganzes betrachtet und Dir entsprechende Übungen und Verhaltensweisen mit nach Hause gibt. Entscheidend ist, dass Dir geglaubt wird, wenn Du von Erfahrungen berichtest, die vielleicht konträr zu dem sind, was „eigentlich sein müsste". Gib nicht auf, lerne, Dich zu beobachten und dabei Zusammenhänge herzustellen; bestimmt kannst Du Dir damit den Alltag ein wenig erleichtern. Denk anders!

Das hast Du schön gesagt! Würde mir Mut machen, wenn ich betroffen wäre.

Das freut mich sehr.

Hast Du auch so etwas für die anderen Zeiten?

Im Prinzip gilt dasselbe: Du musst Dich gut beobachten, erkennen und danach handeln. Wenn Du die Beschwerden mit viel Bewegung lindern kannst, dann bewege Dich und überlege Dir jedes Mal, ob Du das, was Du tun musst nicht auch zu Fuß erledigen kannst. Wird es besser mit viel Ausruhen, dann schaffe Dir einen Alltag, in dem das möglich ist. Schlage keine ehrlich gemeinte Hilfe aus, sondern nimm sie dankbar an, auch wenn Du Dich so fühlst, als würdest Du nur nehmen. Vielleicht gibst Du etwas anderes: Nicht praktische Hilfe, aber den Glauben daran, dass man es trotzdem schaffen kann. Es ist die Summe der kleinen Dinge, die Veränderungen bewirkt.

Nr. 2: Thema „Sanfte Methoden“

Helen, Du sagst, Hypermobilität braucht Sanftheit und Achtsamkeit – warum?

Weil nur sanfte Methoden langfristig helfen – harte Maßnahmen wie Einrenken bringen zwar kurzfristige Erleichterung, bewirken aber bei längerem Gebrauch das Gegenteil; ebenso wie ungeduldig werden, erzwingen wollen, mit Gewalt zu erreichen versuchen. All das lindert die Beschwerden nicht, sondern verschlimmert sie, denn alles Feste, Starre ruft unweigerlich Schmerzen hervor.

Was kann man also machen?

Unter diesem Gesichtspunkt bietet sich die **Osteopathie** ganz besonders an, denn sie bringt den gestörten Energiefluss auf sanfte Weise wieder in Bewegung und gibt dem Körper die Möglichkeit, sich selbst zu regulieren. Ihre wohltuende Wirkung entfaltet sie in allen Phasen – bei Beschwerdefreiheit, Instabilität, Verspannung und Überlastung – und das noch lange über die Behandlung hinaus; sie setzt etwas in Gang. Manchmal ist sie in der Lage, lang anhaltenden Schmerz aufzulösen, manchmal gleiten Wirbel wie von selbst wieder in die richtige Position, aber auch ohne konkretes Ergebnis fühlt sich alles für eine Weile leichter an. Mit etwas Übung ist die Harmonisierung schon während der Behandlung zu spüren – als leichte Schwingung im Körper, Wärme, angenehmes Kribbeln. In der schmerzhaften Zeit ist es wichtig, durch Maßnahmen nicht noch zusätzliche Schmerzen zu bekommen und auch da ist Osteopathie sehr geeignet. An den extrem wackeligen Stellen keine Hand unterlegen, um Verschiebungen zu vermeiden; grundsätzlich muss man aber auch in der Instabilität keine Angst vor der Behandlung haben. Voraussetzung für den Erfolg sind ein vertrauensvoller Umgang zwischen Patient und Therapeut und eine ruhige Atmosphäre. Osteopathie kann viel Positives bewirken, aber eines kann sie nicht: Krankengymnastik ersetzen.

Gibt es bei der Krankengymnastik etwas zu beachten?

Ja, auch dabei k e i n e Manipulation von außen, also kein Ziehen an Armen und Beinen und generell keine Übungen, die quasi von außen mit einem gemacht werden, sondern welche, bei denen man unter Anleitung selbst aktiv ist. Das ist auch wichtig, um regelmäßig korrekt zu Hause üben zu können. Manchmal sind das Übungen, die man gar nicht so richtig sehen kann, weil es nur darum geht, bestimmte Muskeln anzuspannen – das gibt Stabilität und hilft, ein gutes Körpergefühl zu entwickeln.

Nr. 3: Thema „Bewegung und Sport"

Deiner Geschichte entnehme ich, dass Bewegung ein zentrales Thema in Deinem und damit wahrscheinlich im Leben jeder hypermobilen Person ist. Stimmt das?

Du hast Recht, für mich ist Bewegung das Thema, ob bewusst oder unbewusst! Ich würde sogar so weit gehen zu sagen, dass Hypermobilität die „Bewegungskrankheit" ist. Und ich habe erkannt, dass es nicht erstrebenswert ist, zu versuchen, ein „normales Erwachsenenleben" zu führen. Das Ziel ist die lebenslange Erhaltung der vollen Beweglichkeit.

Wie meinst Du das?

Schau Dir das heutige Erwachsenenleben genauer an, dann erkennst Du, wie hoch der Anteil von Sitzen und Stehen ist – Starre sozusagen. Beobachtest Du dagegen kleinere Kinder, so wirst Du sehen, dass diese oft ihre Haltung wechseln, ohne dabei an Konzentration einzubüßen – ganz selbstverständliche Haltungsänderung, immer wieder. Mit dieser Art zu leben geht es auch meinem erwachsenen Körper besser.

Aber wie kann man das hinbekommen?

Ja, genau das ist die große Herausforderung für jeden einzelnen. Ich kann nur sagen, dass Du Dir auf Dauer schadest, wenn Du die eigenen Bedürfnisse verleugnest. Ideal wäre, im Laufe des Tages alle Muskeln mal zu beanspruchen.

Du bist lustig, wie soll das denn gehen? So viel Zeit hat doch keiner?

Weil Du es gedanklich trennst – Du meinst gerade, Bewegung ist das eine, Alltag das andere, aber das ist falsch! Es gehört zusammen: Bewegung ist dann Alltag für Dich, indem Du sie integrierst: Es wird Dir zur Gewohnheit, Dinge zu Fuß zu erledigen, Dich beim Sitzen zu dehnen, vor dem morgendlichen Aufstehen langsame, bewusste Atemzüge zu machen – solche Sachen eben...

Ah, verstehe... muss ich dann gar keinen „richtigen" Sport mehr machen?

Das kann ich so nicht sagen, kommt ganz auf Dein persönliches Bedürfnis an. Bei mir ist das aber so geworden: Ich bewege mich ganz viel(-fältig) bei allem, selbst meine morgendliche Joggingrunde ist eher eine Kombi aus langsamem Laufen für die Muskellockerung und Gehpassagen, teils barfuß, um die Verspannungen zu lösen. Gelegenheiten zum Dehnen, Klettern oder Balancieren lasse ich ebenfalls nicht aus...

Kapiere. Gilt das auch für die Phase der Überlastung?

Unbedingt und zusätzlich gilt: Alles noch viel kürzer halten, Tätigkeiten schneller wechseln, mehr Pausen machen, häufig bewusst atmen und generell eine gute Mischung aus Aktivität und Ruhe anstreben. Mir hilft das die Schmerzen in erträglichem Rahmen zu halten, jedenfalls meistens.

Was kannst Du zu Sport oder bestimmten Sportarten sagen?

So, wie ich es erlebt habe, würde ich sagen, Sportarten, die den gesamten Körper trainieren, sind besser als einseitige. Kontaktsportarten sind nicht so günstig, das ist auch Manipulation und da kann viel passieren. Und, ganz wichtig: Sport erst dann, wenn eine relative Stabilität erreicht ist!

Gut, ganz konkret jetzt – welche Sportarten sollte man meiden, welche wählen?

Lässt sich so nicht sagen, denn es macht beispielsweise einen Unterschied, ob Du als bereits „Geschädigter" neu mit einem Sport beginnen willst oder diesen bereits seit Deiner Kindheit betreibst und viel differenzierter damit umgehen kannst.

Das ist theoretisch einleuchtend, aber kannst Du trotzdem mal ein Beispiel geben?

Ich stelle mir vor, dass jemand, der ein Leben lang Karate gemacht hat, darauf sicher nicht verzichten muss; möglicherweise legt er nur den Trainingsschwerpunkt etwas anders. Der Neuling in dieser Sportart muss erst seine eigenen (schmerzlichen) Erfahrungen machen.

Danke, das war gut erklärt! Hast Du noch was?

Ja, ich habe die Erfahrung gemacht, dass ich bei schwereren „Schuhen" wie Inlinern, Schlitt- oder Wanderschuhen Schmerzen in den Leisten und manchmal auch in den Knien bekommen habe; damit sind die hypermobilen Bänder einfach überfordert, wahrscheinlich werden sie noch länger, so fühlt es sich jedenfalls an.

Ok, welchen Sport würdest Du Dein hypermobiles Kind machen lassen?

Sagen wir mal so: Am liebsten Schwimmen und Tauchen, geht aber nur, wenn das Kind auch Wasser mag, keine Probleme mit den Ohren hat, generell nicht kränklich ist, etc; außerdem ist wichtig, sich selbst mit der Durchführung nicht logistisch zu überfordern – also im Einklang mit den Umständen. Anstelle von Bewegung im Wasser kann es auch Bewegung auf dem Pferd sein, aber noch kein klassisches Reiten lernen mit bestimmter Körperhaltung, einfach ungezwungenes rhythmisches Mitgehen mit den Bewegungen des Tieres. Das geht schon im Kleinkindalter, auf Ponys oder auch auf Eseln. Später ist Voltigieren gut und erst danach Reiten, wenn gewünscht. Auch Kleinkindturnen, das alle motorischen Fähigkeiten anspricht, um ein gutes Körpergefühl zu entwickeln, dann Geräteturnen. Damit ist eine gute Basis geschaffen, um später zusätzlich auch andere Sportarten wie z.B. Fußball zu erlauben.

Welchen würdest Du verbieten?

Wenn Du bereits eine gute Grundlage schaffen konntest, dann keinen. Ist die Grundlage (noch) nicht da, dann erst einen Förderlichen. Aber strikt verbieten würde ich wohl keinen, denn das macht ihn nur umso interessanter. Ich würde einen „Förderlichen“ zur Bedingung machen bzw. das Ganze einfach ein bisschen in die entsprechenden Bahnen lenken.

Nr. 4: „Thema Dehnung“

Ja, das interessiert mich doch schon lange: Rück' raus, was es mit euren ewigen Verrenkungen auf sich hat!
Wir brauchen es einfach, sonst fühlen wir uns im wahrsten Sinne nicht wohl in unserer Haut! Keine Verrücktheit des Kopfes, sondern des Körpers! Die Wahrnehmung des eigenen Körpers scheint eine andere zu sein, als bei normal beweglichen Personen. Denn selbst in der Zeit ohne Komplikationen und Schmerzen „empfindet“ man seine Muskeln, man spürt sie einfach und kommt intuitiv ihrem Bedürfnis nach Dehnung nach.

Eigentlich heißt dehnen ja, etwas Statisches aufzulösen, zu unterbrechen, oder?
Ja, ohne, dass wir es bewusst wahrnehmen, ist uns das Verharren in einer Position irgendwie unangenehm. Wenn ich jetzt nochmal zurückkomme auf die Ursache von Überbeweglichkeit, nämlich einen Bindegewebsdefekt, dann kann ich das für mich auch leichter nachvollziehen. Ich denke, dass einfach schneller Überforderung eintritt: Das Gewebe ist damit überlastet, die Position länger zu halten; das sind noch keine Schmerzen, aber so eine Ahnung davon, zumindest, dass es schmerzhaft werden könnte, wenn man jetzt nicht dehnt.

Ich glaube, das habe ich verstanden.
Ja, und wenn Du in Deiner Kindheit und Jugend sportlich bist, fällt es auch gar nicht weiter auf, höchstens den Eltern, aber die denken sich irgendwann nichts mehr dabei, von Dir im Handstand begrüßt zu

werden. Entgegen den Empfehlungen, die mir gegeben wurden, bin ich der Meinung, dass der hypermobile Mensch sich nicht nur in der mittleren Bewegungsspanne dehnen sollte, denn dies stellt für ihn keine Dehnung dar. Er muss sich genauso dehnen, wie er es in diesem Moment braucht – aber nur bei ausreichender tiefer Muskulatur! Nicht in der Zeit der Instabilität! Sich dehnen heißt selbst in der relativ stabilen Phase immer noch vorsichtig sein, damit der Punkt, an dem es knackt oder sticht, nicht überschritten wird. Meistens klappt das auch, aber manchmal, trotz größter Achtsamkeit, eben auch nicht. In allen anderen Phasen verursacht unterdrückte Dehnung nämlich Schonhaltungen, Verspannungen und letztendlich noch mehr Schmerzen. Dehnung ist ein integraler Bestandteil von Hypermobilität.

Nr. 5: Thema „Widersprüche“

Das ist ein interessantes Thema... los, gib mal ein paar Beispiele!

Das Neueste ist echt der Hammer! Ich krieg' Verspannungen vom Poncho tragen!!! Ich glaub’ s einfach nicht... dass Schuhe mit etwas Absatz Verspannungen verursachen, hatte ich ja schon vor einiger Zeit herausgefunden, aber das jetzt – mir fehlen echt die Worte.

Mir auch! Und sonst so?

Ok, wer beispielsweise einen Gips-Arm hat, dem sieht man seine Einschränkung sofort an, oder? Bei mir ist das anders, da sieht man nicht, dass ich manches gar nicht, anderes nur kurz und wieder anderes nur unter starken Schmerzen machen kann. Wandern ist gut, Wandern ist schlecht. Geselliges Beisammensein ist gut, ist schlecht. Viel Sport bzw. Bewegung ist gut, ist schlecht. Hinlegen ist gut, schlecht. Arbeit ist gut, schlecht. Urlaub ist gut, schlecht. Trainieren ist gut, schlecht.

Was soll das?

Den Widerspruch verdeutlichen.

Was bremst Dich noch aus?

Ganz alltägliche Sachen wie Einkaufstaschen tragen – eine Minute zu lange und die Schmerzen sind gleich da und bleiben.

Einkaufs-Trolley?

Gute Idee, aber wenn er zu schwer oder der Weg zu lang, dann ist es auch wieder nichts... wie beim Wandern mit Rucksack bzw. Gürteltasche – durch den Ersten gibt es Verspannungen, die Zweite muss so leicht sein, dass Du quasi nichts reintun kannst.

Ich glaube, so langsam verstehe ich, was Du mit „Das eine geht nicht, aber das andere auch nicht“ meinst...

Ja, anhand der Beispiele wird es gleich deutlicher, als wenn man es allgemein formuliert.

So ist es. Welche Situationen sind es noch?

Ich liebe es, mit Familie und Freunden draußen „was zu schaffen“, wie wir es nennen, also gemeinschaftlich z. B. Äpfel zu keltern, Holz zu machen oder die Streuobstwiese zu pflegen. Und da geht das Problem schon los: Beim Keltern zum Beispiel müssen erstmal ziemlich lange die Äpfel vorbereitet werden, eine Tätigkeit, die eher statisch ist. Jetzt rate mal, wer nach kurzer Zeit nicht mehr kann, weil er total kribbelige Beine und einen schmerzenden Körper hat? Bingo!

So extrem!!

Genauso. Hier noch ein Beispiel: Mein Mann und ich sind zum Essen eingeladen – nach kurzer Zeit kann ich nicht mehr sitzen, obwohl ich eigens mein Keilkissen mitgeführt und mich zuvor ganz viel bewegt habe. Kriegst Du langsam eine Ahnung, was es bedeutet?

Absolut!

Noch was: Getreu dem Motto, Bewegung tut Helen gut, habe ich ein Wanderwochenende geschenkt bekommen. Total lieb, schade, dass ich nicht mitkommen kann: Schon die Anfahrt verursacht so viele Schmerzen, dass ich erstmal mindestens eine Woche Alltag bräuchte, um zu regenerieren. Den ganzen Tag Wandern geht sowieso nicht, höchstens zwei bis drei Stunden, aber dann sofort hinlegen – kommt nicht so gut in geselliger Runde. Übernachtung auf einem fremden Lager? Nö... Am nächsten Morgen zum Frühstück zusammensetzen? Nö...

Oh, Mann...

Soll ich Dir mal erzählen, was bei instabilen Kniescheiben alles nicht geht?

Ja, bitte!

Mit engen Hosen Fahrradfahren, weil der Stoff die Kniescheibe zu stark fixiert – dadurch hat sie keinen Spielraum mehr und sticht und schmerzt. Sprinten – durch das schnelle Aufsetzen und Wiederabstoßen des Fußes gibt es anscheinend kleinste Verschiebungen im Knie, die wiederum stechende Schmerzen hervorrufen. Den Fuß falsch aufsetzen, besonders beim bergab gehen, das kann richtig stechen in der Leiste; es kann genauso gut passieren, dass beim Radeln plötzlich die Bänder in der Leiste wie verknotet sind und es nicht mehr möglich ist, in die Pedale zu treten.

Das kann man sich alles gar nicht vorstellen! Und zusätzlich kribbeln Deine Waden auch noch?

Ja, Ruhe halten ist schwer, leider auch, wenn ich eigentlich müde, schlapp oder krank bin – das ewige Kribbeln macht ganz kirre. Ich kann keine Hosen mit enganliegenden Beinen tragen; schon gar keine, die an der Wade reiben. Akupunktur an den Beinen ist nicht möglich. Am liebsten würde ich meine Waden ständig kühlen und selbst im Winter frei lassen. Da ist schon wieder der nächste Widerspruch: Die Waden wollen frei sein, die Kniegelenke aber bedeckt, weil sie sonst – auch im Sommer – schmerzen; jetzt finde mal eine Hose, die das schafft, ohne an den Waden zu reiben!

Das kannst Du eigentlich niemandem sagen...

Eben! Da das Kribbeln immer nach Ruhephasen verstärkt ist, aber nach der Nachtruhe am schlimmsten, vermute ich, dass sich speziell in der Nacht Energie anstaut. Wird diese nicht sofort nach dem Aufstehen durch Bewegung wieder in Fluss gebracht, so entsteht ein Gefühl des Ameisenkribbelns im gesamten Körper. Nicht sicher bin ich mir darin, ob die Bewegung das Kribbeln wirklich verringert, oder ob man es bei muskulärer Aktivität nur weniger spürt. Durch einen Skiunfall hatte ich vor vielen Jahren mal einen Muskelriss und ich glaube, dass es sich dabei um eine solche Stelle im Gewebe mit gestörter Narbenbildung handelt, weil die Missempfindungen dort eigentlich nie weg sind.

Und was heißt es für Dich im Alltag, dass die Gelenke zu viel Spiel haben und die Bänder nicht fest genug sind?

Es heißt jetzt nicht dasselbe wie vor 10 Jahren; damals konnte ich noch nicht mal auf dem Sofa sitzen, ohne mir etwas zu verrenken. Aber ich muss immer noch aufpassen, dass ich nicht zu schwungvoll gedrückt werde und mich hinterher vielleicht nicht mehr bewegen kann. Neuerdings schmerzen allerdings die Hüfte, das Knie und das Sprunggelenk einfach so, ohne Belastung; es fängt plötzlich an und geht auch von selbst wieder weg, wobei man das meist erst nach einiger Zeit bemerkt. Der Schmerz kann sehr heftig sein und dann ist auch die Beeinträchtigung groß, aber glücklicherweise kommt es nicht allzu häufig vor.

Was könnte das sein?

Ich kenne diesen Schmerz, aber bisher nur unter Belastung wie z. B. der Froschbewegung beim Schwimmen, der Schwungbewegung beim Inlinern in Kombination mit dem zusätzlichen Gewicht an den Füssen usw. Wenn es einfach so „angeflogen" kommt, dann können es doch nur die Hormone sein, denke ich mir, oder? Je nachdem, welche Konzentration gerade überwiegt – man ordnet den verschiedenen Hormonen ja lockernde oder festigende Wirkungen zu. Da der Hormonspiegel bei Frauen generell, während der Wechseljahre noch zusätzlich, Schwankungen unterworfen ist, macht mir das auch irgendwie Sinn.

Hört sich zumindest nicht komplett unlogisch an. Gibt es sonst noch etwas zu unserem Thema Widersprüche?

Ja, Wärme zum Beispiel entspannt die Muskulatur, sagt man. Es gibt allerdings auch Situationen, wo die wohltuende Wirkung der Wärme durch die Begleitumstände aufgehoben wird, z.B. verursacht mir das Sitzen oder Liegen auf harter Holzunterlage in der Sauna Verspannungen und Kopfschmerzen, die selbst in der Ruhephase nicht weggehen. Das tut mir echt leid, weil ich nämlich jahrzehntelange, begeisterte Sauna-Gängerin war, aber es hat dann momentan einfach keinen Wert. Dann wäre da noch das Baden in der Wanne: Wohlige Wärme, die den Waden aber äußerst unangenehm ist – ich muss sie unbedingt von Zeit zu Zeit kalt abduschen und öfter mal kurz aus der Wanne hängen. Außerdem schmerzt die Schulter- und Nacken-muskulatur nach kurzer Zeit... (Merke: Position fixiert, Überlastung kommt!)

Apropos Schulter- und Nackenmuskulatur – da ist doch das, was gut tut, auch manchmal schlecht, oder?

Richtig, die Langlaufbewegung beispielsweise tut gut, aber trotzdem ist eine Stunde Langlauf anscheinend schon wieder zu viel, weil ab dem nächsten Tag die Muskulatur sehr schmerzhaft sticht – auch verzwickt, denn nach einer Stunde Laufzeit ist man meistens mitten in der Loipe und für weniger lohnt die Anfahrtszeit überhaupt nicht!

Ich weiß, was Du meinst... alles, aber auch alles hat einen Haken.

Und ich stelle mich da echt nicht an, im Gegenteil, das kannst Du mir glauben! Meistens will ich gar nicht darüber reden, weil es mir selbst zu blöd ist. Oft mache ich mit, weil ich einfach keine Lust auf schon wieder Extrawurst habe, obwohl mir bewusst ist, dass die Quittung nicht lange auf sich warten lässt. Ich glaube, zurzeit gibt es keinen einzigen Moment des Tages ohne Missempfindungen, da hilft nur die innere Einstellung.

Auch das Schreiben ist ein Problem, sagst Du...

Genau, wenn ich nach vorheriger Bewegungsphase eine halbe Stunde schreibe, geht es gerade so; manchmal bin ich aber so drin, dass es länger wird, sagen wir 45 Minuten und das ist dann schon wieder extrem, was die Schmerzen und das Kribbeln betrifft.

Nr. 6: Thema „Schlaf"

Thema Schlaf – da gibt es wahrscheinlich auch wieder tausend Sachen zu beachten, oder?

Einiges auf jeden Fall!

Zum Beispiel?

Die Wahl der Matratze: Weder eine alte Matratze mit Kuhle in der Mitte noch eine ganz weiche benutzen, denn beide geben Dir keinen Halt – und den brauchst Du in der Nacht, wo die Muskeln erschlaffen, ganz besonders. Zu fest sollte sie aber auch nicht sein, weil das schnell zu Verspannungen führen kann – manchmal verhärten die Muskeln innerhalb von Minuten so stark, dass es zu migräneartigen Kopfschmerzen mit Erbrechen kommt. Eine andere Sache ist noch ziemlich wichtig, betrifft die Zeit der Instabilität: Zum Umdrehen besser richtig wach werden, denn eine falsche Bewegung reicht schon, um total schief zu werden.

Kann man denn nicht einfach liegenbleiben, also gar nicht umdrehen?

Schön wär's! Tut aber leider auch weh, länger in einer Position zu bleiben… ich sag's doch: Das Eine geht nicht, aber das Andere auch nicht! Wenn aber immer wieder in derselben Schlafhaltung was passiert, muss man sich dauerhaft etwas anderes überlegen.

War das bei Dir so?

Ja genau, ursprünglich war ich Bauchschläferin und benutzte dabei gar kein Kissen. Aber das ging gar nicht mehr, ich hatte ständig Blockierungen, also habe ich versucht, mehr auf der Seite oder dem Rücken zu liegen.

Und?

Erst konnte ich gar nicht schlafen, viel zu ungewohnt, und dann habe ich gemerkt, dass mir das Kissen irgendwie nicht getaugt hat... also habe ich rumprobiert... das Schlimme ist, dass Fehler immer gleich so wehtun!! Ein kleines Dinkelkissen war dann die Erlösung, weil es sogar manchmal das Schiefe vom Tag in der Nacht „geraderückte". Aber irgendwann tat auch das nicht mehr gut; seitdem benutze ich ein normales Sofakissen und komme damit prima klar.

Ja, komisch – immer alles anders bei Dir.

Kann man wohl sagen, das nervt total: Immer, wenn Du denkst, jetzt hab' ich's, das ist es jetzt, stellst Du nach einer Weile fest, dass das so nicht mehr stimmt, weil sich irgendwas verändert hat – und das betrifft nicht nur den Schlaf, sondern einfach alles. Was mir jedoch beim Schlafen in allen Phasen geholfen hat, ist das Seitenschläfer-Kissen, das kannst Du überall da hin knuddeln, wo es gerade gebraucht wird. Das ist super!

Also gibt es keine richtige Empfehlung zum Schlafen?

Nein, leider wieder nicht, nur Tipps. Letztlich muss jeder selbst herausfinden, was für ihn in der jeweiligen Situation gut ist. Wenn der

Körper wieder einigermaßen stabil ist, sodass man ohne Angst schlafen gehen kann, dann ist es auch gar nicht so schlimm, in der Nacht mehrmals aufzustehen. Der Stress und mit ihm auch die Erschöpfung entstehen durch die Angst, nicht durch das nächtliche Aufstehen. Weißt Du, dass ich festgestellt habe, dass es den Schlaf nicht weniger erholsam macht? Im Gegenteil, es scheint Verspannungen vorzubeugen, wenn man kürzer in einer Position verharrt.

Nur für einen Bettnachbarn ist es wohl nicht so angenehm...
Das ist wahr. Wenn er nicht einen extrem tiefen Schlaf hat, leidet er mit. Und man selbst leidet auch mehr, weil man sich bemüht, sich ruhig zu verhalten, um nicht zu stören und das wiederum führt zu Verkrampfungen und Schmerzen.

Egal jetzt, ob ein oder zwei Schlafzimmer, wie ist das mit dem Sex – geht da überhaupt noch was?
Schon, aber eben sehr behutsam. Allerdings ist man mit einem schiefen Hals oder extremen Schmerzen eher nicht so in der Stimmung...

Ja, verständlich!
Jetzt nochmal was anderes: Wie ist es mit Mittagsschlaf?
Mittagsruhe finde ich wichtig als Unterbrechung der Aktivitäten und zum Auftanken für Körper und Seele. Aber nur, wenn wirklich eine geeignete Unterlage zur Verfügung steht, am besten die gewohnte Matratze, sonst hat man nach der Mittagsruhe unter Umständen mehr Beschwerden als vorher.

Ist schon klar, aber wenn man berufstätig ist...

Dann geht das natürlich nicht, aber man könnte in der Pause zum Beispiel einen kleinen Spaziergang machen oder Dehnübungen oder irgendwas, was einen Ausgleich darstellt zur Arbeitstätigkeit, um das, was einen dabei belastet, auszugleichen.

Nr. 7: Thema „Kranksein“

Liebe Helen, wie ist das eigentlich, wenn man mal „normal“ krank ist, Erkältung oder Magen-/ Darmprobleme? Wenn das also auch noch dazukommt...

Das ist richtig übel, kann ich Dir sagen, weil sich alle Schmerzen verstärken, egal, ob Kopfschmerzen oder Verspannungen. In der Instabilität birgt Kranksein außerdem die Gefahr, sich beim häufigeren Hinlegen erneut etwas zu blockieren. Dadurch, dass man sich meist schlapp fühlt, kann man sein Bewegungsprogramm nicht wie gewohnt durchziehen, was vermehrtes Kribbeln und stärkere Verspannungen zur Folge hat (das gilt jetzt wiederum mehr für die anderen Phasen). Eine große, zusätzliche Belastung ist auch der Arztbesuch: Das Sitzen während der Fahrt und im Wartezimmer gibt einem praktisch den Rest.

Da mag man gar nicht an eine längere Erkrankung oder gar einen Krankenhausaufenthalt denken...

So ist es, das ist auch meine größte Angst. Ich bin generell ziemlich empfindsam, vertrage Medikamente schlechter, bekomme schnell Magenschmerzen oder Durchfall, kann nicht lange sitzen, stehen, liegen – ich weiß nicht, was das werden soll in einem Notfall, wo vielleicht nicht gleich jemand von der Familie zur Stelle ist, der für einen sprechen kann. Es ist ja schon kompliziert genug, wenn man es vorher selbst ansprechen konnte.

Was gibt es denn noch zu beachten?

Zum Beispiel, dass der Körper nicht von außen manipuliert werden darf, wie das manchmal bei Untersuchungen nötig ist. Oder eben, dass einfach nichts für länger geht, wobei die ungewohnte Matratze erschwerend hinzukommt. Durch die fehlende Bewegung kribbelt der Körper wahnsinnig.

Ich weiß nicht, ob es im Krankenhausalltag möglich ist, auf all das zu achten...

Das ist das Problem. Alle arbeiten unter enormem Zeitdruck, da bleibt wenig Zeit für längere Gespräche und individuelle Behandlung, weder seitens der Ärzte noch seitens des Pflegepersonals. Es ist eher unwahrscheinlich, dass einem geglaubt wird, dafür ist HMS/ EDS einfach zu unbekannt und noch dazu unsichtbar. Außerdem gehst Du als Patient durch so viele Hände, da bleibt einiges auf der Strecke, denk' nur an Schichtwechsel... Alles muss schnell gehen und nach Standard.

Nicht sehr beruhigend, der Gedanke ans Krankenhaus. Wie ist das mit Zahnarzt?

Auch nicht ohne Tücken. Ich würde sagen, in der Instabilität ist es ganz gefährlich durch die längere Kopfüberstreckung, da verschiebt sich schnell was, das muss gar nicht knacken. Je nachdem, wie lange es dauert, verspannt der Schulter-/ Nackenbereich und es kann lange dauern, bis die Schmerzen wieder weggehen. Was sich einmal manifestiert hat, bleibt meist lange.

Hört sich toll an, sonst noch was?

Nur Wadenkribbeln, das Übliche, wie immer, wenn Du etwas tun musst, was Du normalerweise zu vermeiden versuchst, also längeres Sitzen oder Stehen, alles Statische (Autos, Wartezimmer...).

Wozu würdest Du raten?

Bei Nachmittagsterminen kann man vormittags noch das Programm durchziehen, das einem guttut und kann dadurch vielleicht einige Beschwerden vermeiden... Außerdem ist es wichtig, dass der Zahnarzt die Probleme kennt, sodass er Rücksicht nehmen kann; vielleicht hilft auch ein Nackenhörnchen oder ein gefaltetes Handtuch.

Gut, noch was zum Thema Kranksein?

Am besten unbedingt vermeiden!!!

HAHA!! Und wie?!

Das Übliche, gesunder Lebenswandel, Ernährung, ausreichend Schlaf, wenig Stress, sinnerfülltes, natürliches Leben, Besinnung auf innere Werte, möglichst wenig Fremdbestimmung, ehrliche, echte, soziale Kontakte, nicht bloß Virtuelle...

Gut, also nichts Spezielles für Hypermobile!

Nein, warum? Gesunderhaltung ist doch allgemein und jederzeit für jeden Menschen wichtig, oder?

Nr. 8: Thema „Zyklus und Wechseljahre“

Liebe Helen, hast Du einen Zusammenhang herstellen können zwischen Hormonen und bestimmten Beschwerden?

Ja, denn es gab immer bestimmte Phasen im regelmäßigen Zyklus, in denen sich die Beschwerden verstärkten; ich spreche jetzt nicht von den üblichen prämenstruellen Symptomen, mit denen viele Frauen zu kämpfen haben, sondern von der Verstärkung der HMS-spezifischen Probleme wie Muskelverhärtungen und dadurch ständige Kopfschmerzen, eben des schlechten Allgemeinbefindens.

Weißt Du noch, zu welchem Zeitpunkt während des Zyklus' die Verschlechterung einsetzte?

Wenn ich mich recht erinnere, wurde es ab der zweiten Hälfte schlechter, war in der Woche davor am schlimmsten und entspannte sich langsam wieder mit Einsetzen der Periode. Ändert sich etwas, wenn die Wechseljahre beginnen? Richtig erkannt habe ich das meiste immer erst in der Rückschau, glaube ich. Nach einiger Zeit ist mir aufgefallen, dass ich die Beschwerden eben nicht mehr so gut mit dem Zyklus in Einklang bringen konnte wie zuvor. Alles schien irgendwie willkürlich und konnte auch jederzeit auftreten oder verschwinden...

Nicht so angenehm, stelle ich mir vor...

Ja, komisch und schwer, einzuschätzen. Es wurde im Laufe der Zeit wieder deutlicher, allerdings auf eine andere Art als zuvor.

Wie kann ich das verstehen?

Ich habe den Eindruck, dass das vorherrschende Hormon die Beschwerden bestimmt. Ich will das so erklären: An manchen Tagen bilden sich zum Beispiel harte, schmerzhafte Knubbel am Kopfansatz und im Nacken; an anderen Tagen sind die Bänder in der Leiste, im Knie und im Knöchel so locker, dass es andauernd sticht und ich gar nicht auftreten, geschweige denn normal gehen kann.

Die Bewegung, die Du üblicherweise hast, um Deine Muskeln geschmeidig und das Kribbeln in Grenzen zu halten, ist Dir in diesem Zustand nicht möglich, stimmt's?

Ja, das ist das Fatale, abgesehen von den zusätzlichen Schmerzen und der noch größeren Einschränkung. Außerdem kommt mein Kreislauf durch die mangelnde Bewegung gar nicht richtig in Schwung, was wiederum eine Reihe anderer unangenehmer Dinge nach sich zieht.

Bei Dir hat aber auch alles eine direkte Auswirkung!

Kannst Du wirklich laut sagen! Erzähl' das mal jemandem, der hält Dich doch für kirre!

Also, ehrlich gesagt...

Wie bitte?! Und Du nennst Dich Freundin!!

Ich mein' ja nur, dass vieles für andere Menschen einfach nicht nachvollziehbar ist und dass es ihnen deshalb schwerfällt, Dir zu glauben. Ich kann es zwar auch nicht nachvollziehen, aber ich glaube Dir jedes Wort, weil ich Dich eben auch kenne und einschätzen kann.

Danke, da habe ich wohl Glück gehabt!

Gern geschehen!

Nr. 9: Thema „Seelische Aspekte“

Ein wichtiges Thema, Helen, über das wir unbedingt reden müssen.
Ja, auf jeden Fall, gerade weil es in der medizinischen Betreuung niemals Thema war.

Da fällt mir das Stichwort „Anpassung“ ein, worin bestand die Anpassung bei Dir, Helen?
Wenn ich so zurückdenke, begann sie in der Pubertät: Das viele Rumhängen war eigentlich nichts für mich und ich hätte mich lieber bewegt, aber das wäre uncool gewesen.

Und dann?
Während der Ausbildung ging es weiter, niemand konnte verstehen, dass ich lieber zwanzig Minuten zu Fuß gelaufen bin als mit der Straßenbahn zu fahren; oder dass ich in der Mittagspause draußen spazieren gehen wollte. Wahrscheinlich hat man mich für langweilig und vernünftig gehalten.

Und Du? Hast Du Dich auch für langweilig und vernünftig gehalten?

Ich weiß nicht, ich glaube schon... mir war ja nicht klar, dass die anderen zu wenig Bewegung gar nicht auf diese Art körperlich empfunden haben wie ich.

Hat Dir das was ausgemacht? Anders zu sein?

Manchmal hat es mich belastet, weil es mich daran gehindert hat, ganz dazuzugehören, aus meiner Sicht jetzt – manchmal wäre ich einfach gerne wie alle anderen gewesen. Ich bin als Kind oft alleine oder mit Hund in der Natur unterwegs gewesen, aber das war einfach zu schön, um es aufzugeben.

Hast Du an Dir gezweifelt?

Ja, oft. Obwohl es sich innendrin immer richtig angefühlt hat – wenn ich alleine war, habe ich auch nicht gezweifelt, da es war ok, so zu sein, wie ich bin, nur im Zusammensein mit anderen Menschen habe ich es öfter als Belastung empfunden. Du wirst auch so oft falsch verstanden und das ist immer wieder schlimm; besonders, wenn mir etwas negativ ausgelegt wird, obwohl ich es tatsächlich neutral oder positiv gemeint habe.

Wie meinst Du das genau?

Zum Beispiel das Bedürfnis, sich auch immer wieder mal zurückziehen müssen, wird manchmal als Ungeselligkeit oder Egoismus verstanden. Für mich ist es aber Teil meiner seelischen Gesundheit und hat gar nichts mit den Leuten zu tun. Früher habe mich verletzt gefühlt, mittlerweile weiß ich zumindest vom Verstand her, dass doch jeder nur seinen eigenen Maßstab anlegen kann und dadurch, dass jeder anders tickt, beurteilt er auch anders.

Ja, das finde ich einleuchtend. Mein nächstes Stichwort ist „Glaubwürdigkeit“:

Solange Du ständig Blockierungen hast, ist die Glaubwürdigkeit noch gegeben, problematisch wird es, wenn nichts mehr zu sehen ist, die Beschwerden aber unvermindert weiter bestehen. Wenn dann niemand in der Lage ist, die Zusammenhänge zu erkennen, hast Du keine Chance – Du findest Dich selbst in der Rolle des Bittstellers wieder, der auf andere auch wie ein Hypochonder und Wichtigtuer wirken könnte. Selbst, wenn Du nicht mit derartigen Unterstellungen konfrontiert bist, fehlt Dir immer noch die Diagnose. Ich musste mir oft anhören, was alles (angeblich) nicht sein kann, weil kein entsprechender Befund vorliegt. Ärzte brauchen etwas, das sie innerhalb ihres Kompetenzrahmens einordnen können – einfach nur glauben, ist zu unwissenschaftlich, wurde nicht gelehrt. Ich habe die Erfahrung gemacht, dass, was nicht zu sehen auch nicht existent ist. (Was nicht sein darf, kann folglich nicht sein). Je schneller dieser Fall eintritt, desto eher wird eine psychische Erkrankung diagnostiziert.

Wie bist Du dabei behandelt worden?

Beim ersten Mal meistens freundlich, aber je öfter ich vorstellig wurde, auch herablassend, unfreundlich, mitleidig belächelt oder so, als würde ich jemandem die Zeit stehlen, der sich mit richtigen Patienten beschäftigen wollte.

Hat Dir das etwas ausgemacht?

Auf jeden Fall! Wenn Du starke Schmerzen hast, vielleicht schon länger, bist Du einfach verletzlicher als sonst. Du fühlst Dich hilflos und die Nerven liegen blank.

Das stelle ich mir schlimm vor...

Ja, es ist Verzweiflung pur! Die Lage ist total aussichtslos und Du hast das Gefühl, auch auf Deine Familie und Deine Freunde seltsam zu wirken. Immer meinst Du, Dich rechtfertigen oder entschuldigen zu müssen und weißt doch selbst nicht, wofür oder was eigentlich mit Dir los ist.

Du musst Dich also irgendwie verstellen, um nicht ins Aus zu geraten, oder?

Ja, ich denke, das trifft es ganz gut. Bei mir war es so, dass ich es ja auch selbst nicht wahrhaben wollte – ich hatte beschlossen, dass ich nur ein bisschen mehr Bewegung brauche als andere, so wie früher...

Das heißt, die Verstellung war Dir gar nicht bewusst?

Nein, am Anfang wirklich nicht, erst später dann, als mir der normale Arbeitsalltag immer schwerer fiel – da habe ich schon gemerkt, dass ich eine Rolle spiele, aber ich wollte es immer noch – im Grunde hatte ich auch keine Alternative, es gab ja keine Erklärung. Ich hielt an meinem alten Bild von mir selbst fest: Sportlich, dynamisch, belastbar, basta. Schwäche passte da nicht hinein, die habe ich mir dann höchstens mal im Verborgenen, Privaten geleistet, nach außen hin war ich lange Zeit die Helen, wie sie jeder kennt.

Warum hast Du das gemacht?

Ja, warum?! Weiß ich selbst nicht so genau, ich nehme an, weil ich eben wollte... Ich habe einen starken Willen, der vieles möglich macht und sich dabei manchmal über die Tatsachen hinwegsetzt.

Aber irgendwann hast Du dann für Dich selbst nicht mehr richtig zusammengepasst, kann man das so sagen?

So ungefähr; aber erst später, am Anfang war es nicht so. Da dachte ich ja noch, dass mit dem Lösen der Blockierungen auch das Problem gelöst ist – ich hätte doch niemals geglaubt, dass daraus eine Leidensgeschichte von über zehn Jahren wird... selbst als es länger dauerte als angenommen, war ich überzeugt davon, dass alles wieder so wird wie vorher. Erst, als sich so gar keine Ursache finden ließ, wurde es schlimm – seelisch, meine ich jetzt, körperlich sowieso.

Ich nehme an, Du hast begonnen, an Dir selbst zu zweifeln?

Das bleibt nicht aus, wenn Du die Zusammenhänge nicht kennst und nichts gefunden wird... Du stehst quasi vor der Entscheidung, entweder Dir selbst oder den Ärzten zu glauben.

Sehr schwierig!

Hätte ich mich entschieden, den Ärzten zu glauben, hätte ich den Weg der psychisch Kranken gehen müssen – auf keiner anderen Grundlage wäre eine weitere Krankschreibung möglich gewesen.

Viele hätten das für die vernünftigere Variante gehalten, weil man ja irgendwie versorgt ist, wenn auch an der Ursache vorbei. Ich habe es in Erwägung gezogen, bin dann aber doch meinem Bauchgefühl und meiner Wahrheit gefolgt. Damit bin ich allerdings auch aus dem System raus, sozusagen.

Ich verstehe. Gibt es ansonsten noch etwas zu diesem Thema zu sagen?

Ja, Thema „Schuld“: Man denkt, selbst schuld zu sein an seiner Misere, weil man etwas falsch gemacht hat und wenn man dann alles so macht, wie man es von Fachleuten gesagt bekommt, es aber nicht besser wird, im Gegenteil, dann empfindet man ebenfalls Schuld – es halt trotzdem irgendwie nicht richtig gemacht zu haben. Man fühlt sich schuldig, wenn bei Untersuchungen nichts zu sehen ist, wenn es kein konkretes Ergebnis gibt und wenn man vielleicht auf der Arbeit eine Extrawurst ist, es aber noch nicht einmal erklären kann, warum. Man fühlt sich schuldig, weil man in der Familie immer der einschränkende Faktor ist, weil nicht nur das eigene Leben, sondern auch das des Partners und der Kinder eingeschränkt ist. Schuldig, weil man nicht sagen kann, das wird schon wieder, ist nur eine Phase, geht vorbei – schuldig, weil man selbst nichts weiß. Damit einher geht die Verzweiflung: Am Anfang die, in der Nacht nicht schlafen zu können, weil dann wieder Wirbel blockieren und Schmerzen entstehen. Die Verzweiflung, von Arzt zu Arzt rennen zu müssen, aber keine Hilfe zu bekommen; diejenige, schlecht behandelt zu werden, weil nichts festzustellen ist. Die Verzweiflung, die empfindsam und verletzlich macht aufgrund von Erschöpfung,

Schlafmangel und Schmerzen. Die Verzweiflung, anders zu sein, es aber nicht erklären zu können – weil es keine Diagnose gibt und man es selbst nicht versteht. Die Verzweiflung über die vielen Missverständnisse, die sich daraus ergeben. Die Verzweiflung, „Nein“ sagen zu müssen, wenn man doch am liebsten mit Begeisterung „Ja“ gesagt hätte. Die Verzweiflung, so viele Sachen nicht machen zu können. Die Verzweiflung, dass die Schmerzen nicht aufhören, wenn die schmerzhafte Situation beendet ist. Die Verzweiflung, trotz immer größerer Anstrengungen immer weniger unternehmen zu können – einsehen zu müssen, dass es schlimmer wird. Die Verzweiflung, in der Zwickmühle zu sein, vor der Entscheidung zur Kündigung. Die Verzweiflung der unsicheren Zukunft. Die größte Verzweiflung aber ist die, dass einem keiner glaubt! Zu diesem Thema gibt es ein gutes Buch; es heißt „Penser la maladie génétique“ von Hélène Chaumet, ist aber bislang nur auf Französisch erschienen. Die Autorin ist Psychologin und hat über viele Jahre hinweg überwiegend Frauen begleitet, nachdem sie die Diagnose EDS hypermobil erhalten hatten. Bei den meisten ging eine jahrelange medizinische Odyssee voraus; Aussagen wie „Sie haben nichts, das ist im Kopf“ waren ihr zufolge keine Seltenheit. Sehr eindringlich beschreibt sie die Schuldgefühle, das Sich-Verstellen und Funktionieren bis zum Zusammenbruch sowie die Erleichterung, endlich eine Diagnose zu haben und damit wenigstens rehabilitiert zu sein.

Nr. 10: Thema „Hypermobilität“

Welches ist Deiner Meinung nach der größte Fehler, den man als hypermobiler Mensch machen kann?

Die Bedürfnisse des Körpers verleugnen – gerade deswegen ist es so wichtig, die Zusammenhänge zu kennen. Auch wenn man es noch so gerne hätte, ein „normales“ Erwachsenenleben bringt nur Schmerzen. Selbst in Phasen größter Unbeweglichkeit bleibt der Körper von seiner genetischen Anlage her hypermobil und muss derart angesehen werden.

Was braucht Hypermobilität also?

Hypermobilität braucht Verständnis, Mut und Sanftheit, außerdem freie Entfaltungsmöglichkeiten, dann besteht die Chance, dass sie zumindest zeitweise als Vorteil gelebt werden kann. Die Eckpfeiler sind Bewegung, Dehnung, Tiefenstabilität. Ich bin sicher, dass auf diese Weise die instabile Zeit der Blockierungen übersprungen werden kann und wer weiß, wenn man sein Verhalten wirklich frühzeitig anpasst, d. h. sofort mit kürzeren Intervallen reagiert, sobald sich erste Anzeichen von Verspannungen oder schnellerer Überlastung zeigen, vielleicht wird es dann auch nie so richtig schlimm. Weißt Du, was wirklich toll gewesen wäre?

Nein, sag...

Ich wäre nach dieser Blockierungsnacht zum Arzt gegangen (ich hatte damals noch nie vom Hypermobilitätssyndrom gehört) und im Gespräch wäre herausgekommen, dass ich schon immer sehr gelenkig war, viel geturnt habe und mein Kinderturnen und das Training im

Studio einige Monate zuvor aus Zeitmangel aufgegeben hatte. Wir wären daraufhin den Beighton-Score-Fragebogen durchgegangen und hätten selbst ohne körperliche Vorführungen (ich war ja quasi bewegungsunfähig) erkannt, dass ich in hohem Maße überbeweglich bin. Als Sofortmaßnahme hätte ich osteopathische Behandlung bekommen; weiterhin zweimal wöchentlich Krankengymnastik. Gleichzeitig wäre mir dringend von Chiropraktik und klassischer Massage abgeraten worden mit der Begründung, dass beides die Instabilität verstärkt. Ich hätte Ursache, Zusammenhänge und mögliche Auswirkungen erklärt bekommen und dadurch eine Verbindung zwischen so unterschiedlichen Symptomen wie Wadenkribbeln, Reizdarm, Spreizfüßen, Leistenschmerzen etc. herstellen können. Es hätte praktische Tipps zum Verhalten im Alltag gegeben und Adressen von Selbsthilfegruppen für den Austausch mit anderen Betroffenen. Es wäre über die hohe Eigenverantwortlichkeit des Patienten gesprochen worden, die unbedingte Notwendigkeit, selbst aktiv zu werden mit regelmäßigen Übungen zu Hause und guter Selbstbeobachtung. Ich hätte die Praxis mit dem guten Gefühl verlassen, ernst genommen worden zu sein. Gleichzeitig wäre mir klar gewesen, dass es keine schnelle Lösung von außen gibt, dass ich aber durch mein eigenes Verhalten viel zum körperlichen Wohlbefinden beitragen kann. Mir wäre genauso klar gewesen, dass Hypermobilität nicht „weggeht“, dass sie zu meinem Leben gehört und es auch besonders macht. Hört sich das nicht traumhaft an?!

Aber echt!

Ich habe mir einen eigenen Fragebogen überlegt, der ungefähr so aussehen würde:

1. Was macht Ihnen am meisten zu schaffen?
2. Warum glauben sie, dass Sie hypermobil sind?
3. Wo benötigen Sie Hilfe?
4. Was möchten Sie mir gerne erzählen?
5. Wie müsste das Buch/ der Ratgeber aussehen, der Ihnen helfen soll?
6. Gibt es etwas, das Ihnen dauerhaft geholfen hat?
7. Thema Schlaf?
8. Kindheit und Jugend?
9. Ab wann, durch welches Ereignis wurde die Überbeweglichkeit zur Belastung?
10. Sind Sie an einem Austausch mit anderen Betroffenen interessiert?
11. Welche/ wie viele Ärzte haben Sie kontaktiert und wie wurden Sie behandelt (im doppelten Sinne)?
12. Gab es verschiedene Stadien Ihrer Erkrankung oder war es immer gleich?
13. Fehlt eine Frage bei diesem Fragebogen?

Buchabschluss – Status Quo 2016

Damit möchte ich Helens Geschichte beenden – es sind nun fast zwei Jahre vergangen, seit wir unsere Zusammenarbeit begonnen haben.

Es geht ihr körperlich nicht so gut, aber ich habe den Eindruck, dass sie trotzdem positiv eingestellt ist.

Sie sagt beispielsweise: *„Ich kann nichts lange tun, ohne Schmerzen zu haben."*

Oder: *„Auf den körperlichen Schmerz als solchen hat man weniger Einfluss als auf seine eigene, bewusst gewählte Haltung dazu. Dass dies nicht immer gleich gut funktioniert, ist auch klar."*

Weiterhin: *„Man darf sich nicht alles verkneifen, nur weil es weh tut oder tun könnte – alles, was im Kopf eine Euphorie entstehen lässt, sollte man trotzdem tun, denn diese Euphorie kann einen noch lange tragen."*

Ich denke, dass sie zuversichtlich ist, in einigen Jahren wieder besser leben zu können.

Und wer weiß, vielleicht hören wir ja noch einmal von ihr.

Nachwort

Eigentlich habe ich ziemlich im Verborgenen geschrieben, aber es gab schon ein paar Leute, die davon wussten.

Am Anfang habe ich mich gar nicht getraut, den Satz „Ich schreibe ein Buch“ auszusprechen – das fand ich so vermessen, weil ich ja noch nie ein Buch geschrieben hatte.

Je mehr ich mich jedoch mit dem, was ich geschrieben hatte, identifizieren konnte, desto leichter ging es mir über die Lippen und je öfter ich es aussprach, desto leichter fiel mir das Schreiben.

Um es kurz zu machen: Allen, die an mich geglaubt haben, danke ich ganz herzlich und ganz besonders danke ich Kevy Erlach, ohne deren Hilfe aus meinen elektronischen Dokumenten und Ordnern niemals ein Buch entstanden wäre.

Wer mir ein persönliches Feedback geben möchte, ist unter hypermobil.gruppe@gmx.de herzlich willkommen.

Elke Hullemann-Kilb im Frühjahr 2016

Ergänzung zur 1. Auflage vom 28.4.2017

Allen Lesern, die mehr über das Thema erfahren möchten, lege ich ganz unbedingt das Werk von Claire Smith, „Understanding Hypermobile Ehlers-Danlos syndrome and Hypermobility Spectrum Disorder“ ans Herz.

Ich bekam es selbst empfohlen, nachdem mein eigenes Buch „Hypermobil – mehr als nur beweglich“ im Januar 2018 in „physiopraxis“ vorgestellt worden war.

Während es sich bei mir um persönliche Erfahrungen und daraus resultierende – durchaus auch allgemeine – Einsichten handelt, so ist das Werk von Claire Smith praktisch die Zusammenfassung all dessen, was man zum jetzigen Zeitpunkt über EDS/HMS weiß.

Es beschreibt die Komplexität und gleichzeitig die Individualität von EDS hypermobil und HMS, erklärt Hintergründe und Zusammenhänge, zeigt Möglichkeiten für den Alltag auf.

Ich persönlich finde es einfach großartig!

Zu bestellen ist es über den Verlag: Redcliff - house Publications redcliffhouse@hotmail.com (ISBN 978-1-9997300-0-0)

Allerdings nur in englischer Sprache.

EHK im Juni 2018

FSC
www.fsc.org
MIX
Papier | Fördert
gute Waldnutzung
FSC® C083411